「責任ある研究活動」を実現するための研究データ管理の考え方

付　電子ラボノート実装ガイドライン

国際医療福祉大学

飯室　聡 著

Rh リーダムハウス

襟を正して、研究に没頭するための道標

　研究者は自らの知的好奇心を具現化するために、試行錯誤を繰り返し、ひたすら「真理の探究」に没頭する。そして、そのプロセスを楽しみ、成果に歓喜する。

　本来、「真理の探究」に研究不正は起こり得ない。しかし、残念ながら、現実はそうではない。論外な理由がほとんどであろうが、中には、研究に没頭しているために、故意なく、公正とは言い難い行為をしてしまうこともある。これは、研究者の研究公正に関する理解不足だけでなく、研究に取り組む姿勢に原因がある場合も少なくない。研究公正、研究倫理に関する教育・研修だけでは、その原因を解決できないために、憂慮すべき現状がある。

　著者らは、その解決策として、電子ラボノートを活用することで、研究に真摯に向き合う姿勢を涵養して、研究者が自然と研究を公正に行う環境づくりを目指した。本書に記された研究公正の考え方、熟議を重ねたツールの活用方法と実証実験の成果は、多くの研究室で、襟を正して、研究に没頭できる環境づくりの道標となる。

山縣然太朗

山梨大学大学院総合研究部医学域社会医学講座

科学技術イノベーション政策のための科学　プログラム総括

今、科学技術立国日本に求められる基礎研究者のための必読書

　本書の特徴はタイトルにある。国が推進し、研究者の関心も高い「電子ラボノート実装ガイドライン」を付録とし、「責任ある研究活動を実現するための研究データ管理の考え方」を主タイトルとしたことである。これは、生物統計学者兼臨床医学者である著者が、基礎研究者に対して誠実で責任ある研究活動（Responsible Conduct of Research；RCR）を遂行してほしいと願う熱い思いを伝える、医学研究に関わる科学哲学書とも言える。著者は生物統計学を大橋靖雄教授に学び、循環器内科学を永井良三教授に師事した後、2つの大学で臨床研究支援センター教授を務め、基礎研究と臨床研究におけるデータ管理、特に研究の公正性を探求するわが国の未来を担う稀有な若き研究指導者である。

　2011年以降、STAP細胞事件やディオバン事件により、捏造・改ざん・盗用の意図的な研究不正行為（英語の頭文字をとってFFP）が社会問題となり、研究者への国民の信頼感は著しく損われた。科学技術立国を目指すわが国にとって、FFP対策が喫緊の課題となっていることは論をまたない。

　それに対して著者は一歩踏み込み、FFPへの対応だけでは片手落ちであるとした。FFPとRCRとの間には、好ましくない研究活動（Questionable Research Practice；QRP）があり、FFPとQRPの両方が公正のターゲットであると主張する。RCRの概念は研究倫理と研究公正の2つの要素からなるが、著者はこれらの区別が重要であり、公正の定義を明確化し実践することが肝要だと強調する。その理解のために『クレッシーのトライアングル理論』を用いていることも斬新である。研究倫理は「やってはならない」という行動の規定であって同理論の「動機」と「正当化」への介入、研究公正は「必要な水準で管理する」という「状態」の保証であって「機会」への介入なのである。研究の公正性担保は極めて重要であり、プロセス管理によって研究の信頼性を担保できることが示されている。公正性の担保とは、品質管理と同義であり、その道筋の1つがプロセス管理なのである。FFP/QRPに対して、医療過誤と横領の比較は興味深い。適切なプロセス管理は、QRPの抑制のみならず、FFPを未然に防ぎ、結果としてRCRを完遂し、疑惑から研究者を守る根拠となる。

　ICT技術の進歩により巨大化した実験ノートのために「電子ラボノート」は有益だが、普及は進まない。臨床試験における「電子的データ収集システム」ですら未だに一部で「あまり便利でない」と言われており、著者は両者の導入の仕方、使い方が共通していることを指摘している。チェックリストはその理念、概念が理解できていなければリストを埋めることだけに意識が向いて、有効活用は難しい。それが、本書のタイトルの由縁であろう。

　本書は、自然科学系の基礎研究者を読者として想定しているが、科学研究を個人の趣味や欲求の範疇で行える時代が過ぎた今、臨床研究や人文・社会科学系の研究者の方にも是非読んでいただきたい一冊である。そしてRCRを活性化し、人材育成を推進し、国際研究競争力を高め、21世紀における科学技術立国の再興を願うものである。

笠貫　宏
早稲田大学医療レギュラトリーサイエンス研究所　顧問

はじめに

　研究者が公正かつ責任ある研究活動を実践するために、科学技術振興機構（以下、JST）は『公正な研究活動を目指して』[1]において、以下の4つのメッセージを掲げています。

1．JST は研究活動の公正性が、科学技術立国を目指すわが国にとって極めて重要であると考えます。
2．JST は誠実で責任ある研究活動を支援します。
3．JST は研究不正に厳正に対処します。
4．JST は関係機関と連携し、不正防止に向けて研究倫理教育の推進や研究資金配分制度の改革などに取り組みます。

　このメッセージにおけるキーワードは「公正性」と「責任」であると筆者は考えます。

　『科学の健全な発展のために』（日本学術振興会）[2]においても、「責任のある研究活動」の実践の重要性が諄々と説かれています。同書では、研究計画の策定から研究実施、結果の発表まで時間経過を追って研究者のすべきことがかなり具体的に書かれています。

　『研究活動における不正行為への対応等に関するガイドライン』（文部科学省）[3]においても、「不正行為に対する対応は、研究者の倫理と社会的責任の問題として、その防止と併せ、まずは研究者自らの規律、及び科学コミュニティ、研究機関の自律に基づく自浄作用としてなされなければならない。」（第1節の5）とあります。

　これらを踏まえ、各機関／大学においては研究を公正に実施するための体制が整備され、研究倫理教育は一層充実したものとなり、研究費配分機関からの罰則規定も整えられました。それでも研究不正は無くなりません。新聞を開けば頻繁に研究不正の疑われる事案が報道されています。研究倫理教育の強化と、不正に対する厳罰化が行われているにも拘わらず、研究不正が無くならないのはなぜでしょう。それは JST の理念である「公正性」と「責任」が一般論での言及となっており、具体的な行動指針になっていないということが一因ではないでしょうか。

　そもそも「公正」とは何か。
　研究活動において何を実行すれば「公正な研究である」と認めてもらえるのか。
　「誠実で責任のある研究活動」であると研究者が主張するためにはどうすればよいのか。
　「誠実で責任のある研究活動」であると第三者が判断するためにはどうすればよいのか。

　これらのことが明らかになっていないために、結局のところ研究者は今まで通りのやり方

で研究を遂行してしまいます。そして、何か問題が生じない限り、そのまま研究活動が継続されます。もちろん、「今まで通り」のやり方であっても、しっかりとした研究管理、研究データ管理が実施できている研究室はたくさんあると思います。そういう研究室では、研究室主催者によるしっかりとした研究者教育がなされ、先輩から後輩への丁寧な引継ぎが行われていることでしょう。しかし、そういう良き伝統がない研究室ではどうでしょうか。そのような研究室では、一度疑義が突き付けられると、それに適正に対処できずに結果として研究不正を疑われ、場合によっては何らかの不正行為として認定されてしまうという事態に陥ることがありうるのではないでしょうか。

　もう一点、気になるポイントがあります。それは、「倫理」と「公正」という言葉の区別と連関です。これら2つの言葉を明確に定義しないで用いているところにも、研究不正がなかなか無くならない一因が隠れているのではないかと筆者は考えています。詳細は本文で述べますが、この2つの言葉を明確に定義できれば、研究不正への対応と研究の公正性の実現が見えてきます。結論を少しだけ先に述べれば、

　研究公正を見据えた研究管理を実践するに際しては、研究不正に対する認識に関して2つの変容が必要です。ひとつは、研究不正は「無くすものではなくコントロールするもの」という変容であり、もう一つはFFP（特定不正行為 Fabrication、Falsification、Plagiarism）のみならずQRP（好ましくない研究活動 Questionable Research Practice）も同等、もしくはそれ以上に考慮すべき、という変容です。この2つの変容のためには品質管理の概念の導入が必要となります。なぜなら、発生してしまった「不正行為 / 好ましくない研究活動（FFP/QRP）」について研究者本人および研究機関が自浄作用を発揮するためには、FFP/QRPについてその発生過程を追跡し、再現するという作業が「初めの一歩」となるからです。

ということになります。

　本書の第2部は「電子ラボノート実装ガイドライン」です。電子ラボノート実装の具体に大きな関心をお持ちになるのは分かりますが、できれば第1部「基本的な考え方」をまずはお読みください。本書は、how to 本というよりは、電子ラボノート実装という経験を通して自らのラボにおけるデータ管理を見直し、研究の公正性を主張できるようになる、ということを目指しています。

　ほとんどの研究者は「研究不正をしてやろう」などとは考えていないはずです。特に、FFP（捏造、改ざん、盗用）と称される特定不正行為を意図的に行おうという研究者はいないと筆者は信じています。もしいるとすれば、その方は「研究者」ではないのでしょう。研究という場を用いて、別の目的を達成したい人なのではないでしょうか。また、現在ほど研究倫理教育が充実している状況であれば、「その行為がFFPに該当するとは知らなかった」では済まされません。加えて、限りなくFFPに近いようなQRPも存在しています。「不適切なオーサーシップ」や「二重投稿」が大きな問題となりつつあるのはご存知の通りです。

　筆者は長年に渡って研究者支援をしていますが、不幸にして研究不正が疑われる事案に遭遇する時があります。そうした場合であっても、その事象の多くは FFP や限りなく FFP に近いような QRP ではなく、いつも通りに「（本人の意識としては）誠実に」研究活動を行った結果の産物、あるいはうっかりミスや研究者本人はあくまで「善意から」やってしまった行為なのではないかと筆者は考えています。そのような状況に陥ってしまった時に、どうすれば自らの研究の公正性を主張できるのか、どうやったら公正性を目指して再起できるのか、といったことについて、それらを可能にするための考え方を身につけて欲しいと思います。

　なお、本書の直接の読者としては自然科学系の基礎研究者を想定しています。ただし、第 1 部で論じた研究公正に関する基本的な考え方、すなわち「第 1 章　責任ある研究活動」および「第 2 章　研究の公正性」については臨床研究や人文・社会科学系の研究者の方にもきっと参考になると思いますので、ぜひ、お読みいただき、ご意見をお寄せください。

　最後になりますが、本書は国立研究開発法人 科学技術振興機構の事業の一つである社会技術研究開発（RISTEX）の令和 2 年度「科学技術イノベーション政策のための科学 研究開発プログラム」にて採択された『研究公正推進政策のための電子ラボノート実装ガイドライン作成を通したガバナンス研究』の成果を踏まえ、研究グループを代表して私が執筆いたしました。研究グループのメンバーおよび本研究にご協力くださった多くの先生方にこの場をお借りして厚くお礼申し上げます。

2023 年 冬

国際医療福祉大学
飯室　聡

文献

1）https://www.jst.go.jp/researchintegrity/（2023 年 7 月 18 日最終閲覧）

2）日本学術振興会『科学の健全な発展のために』2015 年 2 月　https://www.mext.go.jp/a_menu/jinzai/fusei/index.htm（2023 年 7 月 18 日最終閲覧）

3）文部科学大臣決定『研究活動における不正行為への対応等に関するガイドライン』平成 26 年 8 月 26 日　https://www.mext.go.jp/b_menu/houdou/26/08/__icsFiles/afieldfile/2014/08/26/1351568_02_1.pdf（2023 年 7 月 29 日最終閲覧）

令和2年度
「科学技術イノベーション政策のための科学 研究開発プログラム」
研究公正推進政策のための電子ラボノート実装ガイドライン作成を通したガバナンス研究

研究グループ
国際医療福祉大学　　飯室　聡
国際医療福祉大学　　藤田　烈
沖縄科学技術大学院大学　　田中俊憲
大阪公立大学　　福田大受
順天堂大学　　岩田　洋
国際医療福祉大学　　松本哲哉

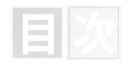

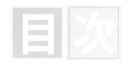

第1部　基本的な考え方

第1部
基本的な考え方

1-1 研究はなぜ管理しなくてはならないのか

研究とは何でしょうか。古今東西、多くの有名な科学者が「研究」について自身の考えを披露してきました。ここでは、アインシュタインの言葉を紹介します。

If we knew what it was we were doing, it would not be called research, would it ?
「自分がやっていることが何かを分かっているのならば、それは研究じゃないよね。」
Anyone who has never made a mistake has never tried anything new.
「間違いを犯さない人、それは新しいことに挑戦しない人だ。」

本書でご紹介する研究データ管理の考え方は、上記の2つの言葉の意味を、研究管理という観点から理解していこうとするものでもあります。では、もう少し詳しく見ていきましょう。

『科学の健全な発展のために』（日本学術振興会）[1]に以下の記載があります（一部抜粋）。

「（科学研究によって）多くの苦難を乗り越え、人間社会が今日の豊かさを得ることを可能にしたのは、まぎれもなく、科学が営々と築いてきた知識の体系です。」
「現代の科学が社会に与える影響はますます大きくなっており、科学と社会との関係は今後さらに強まっていくでしょう。」
「（社会からの信頼と負託を得た上で、科学の健全な発達を進めるためには）社会的な理解を得られるよう、科学者自らが研究活動を律するための研究倫理を確立する必要があります。」
「科学者は、自分が生み出す専門知識や技術の質を担保する責任を（持っています。）」

個人の趣味の範疇で研究することができた時代であればいざ知らず、現在、研究者個人の中で完結する研究は存在しません。いかなる研究であっても必ず社会の中で実施されるものであり、社会一般の人々も含めて多くのステークホルダーが存在します。研究者が行う研究

は、未知のもの、未解決のものがその対象です。だからこそ、研究者はその研究に関わる全てのステークホルダーの代表として研究に対して責任を持つ必要があります。

　科学の一般的な在り方はおおよそ次のようなものでしょう。すなわち、その分野の先達の実績や研究者本人のそれまでの実践を踏まえて「仮説」を立て、その仮説を検証するための「評価方法」を考案し、それに従って「実験」を行い、「結果」を示します。得られた「結果」を基に「解析」し、「仮説」が正しいかどうかの検証を行います。科学者は「自分の考えていることが正しい」との信念に基づいて研究を進めますが、未知・未解決の問題に取り組む以上、その過程のどこかに間違いのある可能性は否定できません。

　仮説が間違っているかもしれません。検証するための評価指標の設定を誤っているかもしれません。得られたデータの処理の仕方を間違えているかもしれません。結果の解析の仕方や統計モデルの設定を間違っているかもしれません。このように、落とし穴はどこにでも、いくらでも存在します。しかし、間違いが存在していたとしても、科学コミュニティによるpeer review や追試等により科学は進歩してきたのです。

　とは言え、一つ一つの科学研究の規模が巨大化し、その結果の及ぶ範疇が社会全体や国家全体、地球全体になりかねない現在、できれば間違いの可能性は小さくしたい、間違ったとしても早期に「間違い」を評価し、それを修正できるようにしたいと思いませんか？ そのような活動の一つの在り方がオープンサイエンス、オープンイノベーションのための基盤整備であり、一方で科学者個人に求められることとしては（今さらですが）研究の質を担保することだと考えます。

　研究の質を担保するということは、「その研究に間違いが無い」ことを意味しているわけではありません。ステークホルダーが納得するレベルで研究の質が管理されていることを意味します。間違いは起こりうるが、それでもその頻度は大して多くない、間違いはせいぜいうっかりミス程度であり故意の不正はほぼ起こり得ない、たとえ間違いが起きたとしても、いつ、どの段階で、何が起こったのかということが追跡できて、社会への影響をすぐに見積もることができる、といった品質レベルで研究が管理されている必要があるのです。それが、社会に対する研究者の責任です。

　後述しますが、IT 技術の指数関数的進化は、一方で（矛盾するようですが）研究の質の担保を困難にするきらいがあります。従来の紙の実験ノートから電子ラボノートへの切り替えが進みつつありますが、それが必ずしも研究の信頼性保証に直結するとは限らないのです。本書では、その背景を探り、研究の質の担保にどのように取り組むべきかをみなさんと一緒に考えていきたいと思います。

文献
1)日本学術振興会『科学の健全な発展のために』2015 年 2 月

1-2 研究者の目指すべき ところ

〜責任ある研究活動〜

　日本学術振興会の『科学の健全な発展のために』[1]において最初に論じているのは「責任ある研究活動」についてです。英語で Responsible Conduct of Research の頭文字をとって RCR と言います。RCR の重要性は上記の書籍でご確認ください。ここでは「どうしたら自分の研究活動が RCR であると主張できるのか」ということを考えてみます。

　RCR の対極にあるのが、いわゆる FFP です。これは捏造 Fabrication、改ざん Falsification、盗用 Plagiarism の頭文字をとったもので、本邦で「特定不正行為」と称される行為に該当し、罰則の対象となり得ます[注]。そして RCR と FFP の間には好ましくない研究活動 Questionable Research Practice（QRP）が存在します [1,2]（図1）。

　研究倫理教育では、「特定不正行為 FFP をしてはならない」という規範が示されます。すなわち、「捏造をしてはならない」、「改ざんをしてはならない」、「盗用をしてはならない」と教育されます。QRP は回避すべき研究活動という位置づけです。QRP としては表1のような事例が挙げられます [1]。確かにいずれも「好ましくない研究活動」です。しかし一方で、図1の捉え方をするのであればQRPは「FFP でも RCR でもないもの」ということになります。すなわち、QRP には、限りなく FFP に近いものから、むしろ RCR に近い偶然のエラーのよ

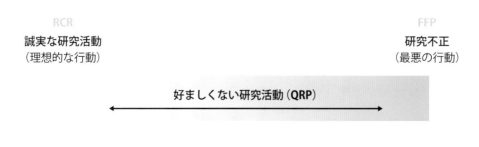

RCR		FFP
誠実な研究活動 （理想的な行動）		研究不正 （最悪の行動）
	好ましくない研究活動（QRP）	

図1　公正性の観点からの研究活動の分類　　　　　　　　（文献1より改変して掲載）

表1　**QRP に該当する行為の例**

「重要な研究データを、一定期間、保管しないこと」

「研究記録の不適切な管理」

「論文著者の記載における問題」

「研究試料・研究データの提供拒絶」

「不十分な研究指導、学生の搾取」

「研究成果の不誠実な発表（特にメディアに対して）」

（文献1より）

うなものまで様々なレベルの行為が含まれるのです。本書では以下、このように広く捉えた「好ましくない研究活動」を QRP と称します。限りなく FFP に近いものとして「二重投稿」や「不適切なオーサーシップ」などいくつかの行為が問題視されています。科学コミュニティの中で合意が得られるのであれば、それらは特定不正行為の範疇に組み込まれる可能性を持っています。

　研究倫理教育では、「自らの研究ではどんな QRP が発生しうるか検討することが必要」と指導されます。ただし、QRP にどう対処すべきかを説いた教育はあまり見当たりません。FFP に近い QRP であれば、「〜してはいけません」というアプローチが有効でしょう。一方で RCR に近いような QRP の場合、偶然のエラーや研究者自身が気づかないうちにやってしまうものもあるため、そうした QRP に対して、「〜してはならない」と説いても仕方ありません。

　そして研究者は自らの研究活動が RCR であることを求められます。では、自分の研究活動が RCR である、とはどういうことでしょうか。何を実践すれば自らの研究活動が RCR であると主張できるのでしょうか。

注：　　特定不正行為には FFP、いわゆる捏造 Fabrication、改ざん Falsification、盗用 Plagiarism という3つの行為が該当します。文献3にもう少し詳しい説明がありますので引用します。

　　「本節で対象とする不正行為は、故意又は研究者としてわきまえるべき基本的な注意義務を著しく怠ったことによる、投稿論文など発表された研究成果の中に示されたデータや調査結果等の捏造（ねつぞう）、改ざん及び盗用である（以下「特定不正行為」という。）」（第3節の1 対象とする研究活動及び不正行為等（3）対象とする不正行為より）

　　つまり、FFP には故意によるものだけでなく、「研究者としてわきまえるべき基本的な注意義務を著しく怠ったことによる」FFP も存在する、とされています。では、「研究者としてわきまえるべき基本的な注意義務」とは何でしょうか。それについての詳しい説明は文献4にあります。長くなりますが、引用しつつ検討していきます（原文のまま引用した部分については、カッコ『』で括ってあります）。

注（つづき）

①研究に関わる資料等保存の意義と必要性

基本的な注意義務の一つ目は「研究活動の記録」です。ただ記録するだけでなく、時系列に従って空白をつくらないように記録する、修正は修正履歴が残る形で行う、など、後から改変できないような記録の作成が求められます。

『公的な資金によって実施された研究で生み出された成果やそのもととなるデータ等は公的資産としての性格も有することから、それらを適切に管理・保存し、必要に応じて開示することは、研究者及び研究機関に課せられた責務である。』

『論文等の形で発表した研究成果に対して、後日、万が一にも研究不正の疑念がもたれるようなことが生じた場合に研究者が自らその疑念を晴らすことができるよう研究に関わる資料等を適切に保存しておくことは、共同研究者や所属研究機関及び研究資金提供機関に対する責任でもある。』

『論文等の形で発表された研究成果のもととなった実験データ等の研究資料は、当該論文等の発表から 10 年間の保存を原則とする。試料や標本などの有体物については 5 年間を原則とする。』

『資料等の保存は、それらを生み出した研究者自身が主たる責任を負う。研究室主宰者や研究機関は、研究倫理教育の一環として資料保存に関わる啓発を行うとともに資料保存の環境整備に努めなければならない。』

『また、研究者の転出に際して、保存対象となるものの状況を確認し、後日必要となった場合の追跡可能性を担保しておくことが求められる。』

②保存対象物の類型と特性

ただ保存すればよいというものではなく、保存対象物の類型を、資料すなわち「情報やデータ」と、実験試料や実験装置などの実体物すなわち「もの」とに分けてその特性に基づいた検討を行うことが要求されます。

③義務的保存対象の範囲

データ保存の対象はいったいどこまでか、ということは頻繁に議論になります。研究者自身はネガティブデータも含めて研究データをすべて保存したいというのが本来的な在り方だとは思われますが、規則で保存を義務付ける範囲を設定しておくべきです。

④研究室主宰者及び研究機関の管理責任

『個々の研究者が実践すべき、研究倫理・行動規範遵守、安全確保・事故防止、資料及び試料等の保存について、研究室主宰者及び研究機関の長は、研究活動の健全性が担保されるよう、それぞれの立場で適切な教育・指導と環境整備に努めなければならない。』

以上、かなり長くなりましたが抜粋して引用しました。簡単にまとめれば、「研究者としてわきまえるべき基本的な注意義務」とは、研究の試料・情報をその特性に合わせて適切に保管・管理すること、規則で求められるデータ管理の範疇と研究者として行いたいデータ管理の範疇を明確に意識すること、そのようなことに関する教育・指導と環境整備が必要であるということが書かれています。つまり、上記のような研究者としての作法を守っていない状態で発生した疑義については、たとえ故意ではなかったとしても FFP に該当すると判断される可能性があるということになります。

『論文等の形で発表した研究成果に対して、後日、万が一にも研究不正の疑念がもたれるようなことが生じた場合に研究者が自らその疑念を晴らすことができるよう研究に関わる資料等を適切に保存しておくことは、共同研究者や所属研究機関及び研究資金提供機関に対する責任でもある。』

注(つづき)

　これは、言い換えれば、研究者が自らの研究活動をFFPと捉えられないためには、研究に伴う一連の試料・情報を保管・管理していて、疑念に対し適切に対処できることが求められているということです。このことは実は本書の主たるテーマになっています。この後、一緒に考えていきましょう。

　余談ですが、特定不正行為の「特定」という言葉は、文献3のガイドラインの対象となる行為であることを明確にするために付されたという経緯があるそうです。つまり、「投稿論文など発表された研究成果の中に示された」FFPを特定不正行為と言っており、極論すれば、発表されていなければ特定不正行為にはなりません。もちろん、発表されていなくてもFFPは不正行為に他なりません。なお、そのような意味における「特定不正行為」には、「Specific Research Misconduct」という訳語が当てられます。紛らわしいですね。

文献

1)日本学術振興会『科学の健全な発展のために』2015年2月

2)Edward E. David J, research Panel on Scientific Responsibility and the Conduct of research. RESPONSIBLE SCIENCE. National Academy Press; 1992.

3)文部科学大臣決定『研究活動における不正行為への対応等に関するガイドライン』平成26年8月26日

4)日本学術会議『回答 科学研究における健全性の向上について』平成27年3月6日

1-3 RCR とは何か（1）
〜 FFP でもなくて QRP でもないもの？〜

『科学の健全な発展のために』[1)]には以下のようにあります。

　科学は、信頼を基盤として成り立っています。科学者はお互いの研究について「注意深くデータを集め、適切な解析及び統計手法を使い、その結果を正しく報告」しているものと信じています。また、社会の人たちは「科学研究によって得られた結果は研究者の誠実で正しい考察によるもの」と信じています。もし、こうした信頼が薄れたり失われたりすれば、科学そのものがよって立つ基盤が崩れることになります。

　信頼の根底にあるものは「責任ある研究活動 RCR」です。だからこそ、研究者は RCR を目指さなくてはならないとされています。ではどのような研究活動であれば RCR であると言えるのでしょうか。繰り返しになりますが、一緒に考えてみましょう。

　前節の図 1（p.14）にお示ししたように研究活動は FFP、QRP、そして RCR の 3 つに分けて考えることができます。FFP は具体的な行為 / 行動として定義されています。

　まずは FFP、つまり捏造、改ざん、盗用についてですが、自らの研究活動が RCR であるためには、当然ながら FFP を犯してはなりません。研究倫理教育では「捏造をしてはいけません」「改ざんをしてはいけません」「盗用をしてはいけません」と教育されます。では、データの捏造や改ざんをしていない、ということを示すにはどうしたらよいでしょうか。「していません」と宣言するだけで十分でしょうか。盗用については、最近は剽窃チェックソフトが充実しており、それらを用いれば盗用をしていないことを担保することがある程度可能です。一方で、捏造と改ざんについては、どのように対処すべきかということについて具体的な方法が示されておらず、あくまで研究者の倫理観に委ねられています。

　QRP については回避すべき研究行為として具体例（前節の表 1 [p.15]）が挙げられており、

「自らの研究ではどのようなQRPが発生しうるか検討することが必要」とされています[1]。ただし、前節の図1で明らかなように、QRPには限りなくFFPに近いものから偶然のエラー（つまり、本人はRCRのつもり）のようなものまで様々なレベルのQRPが存在します。前節の表1に挙がっているもの以外にも、限りなくFFPに近いQRPとして「不適切なオーサーシップ」や「二重投稿」が大きな問題になっているのは前述の通りです。また、前節の表1にある「重要な研究データを、一定期間、保管しないこと」や「研究記録の不適切な管理」等を日々の研究の中で、思わず、あるいは無意識のうちにやってしまうことはないでしょうか。

　例えば、実験の結果が出てくるのが夜中すぎになってしまって実験ノートには週末にまとめて記載した、あるいは、データの集計を表計算ソフトで行っていて気づかないうちにセルの値を上書きしていた、というようなことは割と日常的に起こるのではないかと思います。あるいは、実験装置から出力された結果を実験ノートに書くのが面倒で直接エクセルに入力していたが、いつの間にか一行ずれて入力してしまっていたということもあるでしょう[注1]。他にも、例えばマウスへの薬物投与実験でその血中濃度の推移を追っていたが、明らかに値がおかしい、マウスの取り違いなのか採血サンプルの取り違いなのか、あるいは測定装置の誤作動なのか判断できない、というようなこともあるかもしれません。週末にまとめて実験ノートに記入しようと思っていたけれど、忙しくて結局3ヵ月分まとめて書いたものの細部についてはかなり忘れていて不完全なノートになってしまった、というような経験はないでしょうか。ただし、ここまで行くと、限りなくFFPに近いQRPであり、場合によっては「研究者としてわきまえるべき基本的な注意義務を著しく怠った」としてFFPと判断されることもあるかもしれません。

　このようなQRPに対して、どのように対処すべきかという点については残念ながら明確な記載はありません。例えば偶然のエラーに対しては、それを本人が意図的に起こしているわけではないので、「エラーをしないようにしましょう」と言っても、注意になりません。また、善意に基づいてデータを書き換えたような場合の指導として「しないようにしましょう」とは絶対になりませんね。本人は良かれと思って行っていることなのですから[注2]。

　RCRは、研究活動のうちFFPでもQRPでもないもの、ということになります。では、実際の研究活動において、自らの研究活動がFFPでもQRPでもないということをどのようにしたら示すことができるのかについて次に見ていきましょう。

注1：　2022年に公的予算による大型の臨床試験に対する疑義があり、11月にその調査報告書が出されました[2]。その中に「症例報告書（Case Report Form；CRF）に記入した形跡がなく、エクセル表に直接データが入力されている」という指摘がありました。CRFというのは、臨床試験において個々の被験者の研究データを記載する紙の調査票（EDCと言われる専用のデータベースソフトを用いることもある）のことで、元データからCRFに転記されたデータはこの試験におけるすべての解析の出発点です。つまり、その試験における最重要のデータの一つとして位置づけられます。

注 1（つづき）

　　おそらく、研究者自身は「最初からエクセルに入力した方が解析までのハンドリングが楽だし、CRF からの転記ミスも防ぐことができる。CRF からの転記は手間がかかるしね。」と考えていたのではないでしょうか。つまり悪気は無かったのです。むしろ、研究をスムーズに進めるためという「善意」からこのような行為をしていたのではないかと推察します。もし今回この研究に対する疑義が寄せられなければ、この研究者はこのままエクセルでデータを管理し続けていたでしょう。そして、次に行う研究でも同じように CRF への記入はすっ飛ばしてエクセルに直接データを入力する、ということをやっていたと思います。

　　では、そのような行為の何が問題なのでしょうか。エクセルファイルそのものには監査証跡が付かないため、データに対する問い合わせや確認が生じた時にそのデータの履歴（誰がいつ入力したのか、いつどのような理由で変更したのか、ということ）を追うことができません。元データまで辿ってそのデータの取り扱いを検証することができないのです。

　　もちろん、エクセル表でのデータ管理が絶対に許可されない、というわけではありません。要所要所で途中経過のファイルが時系列に保存されていれば、ある程度履歴を追うことが可能ですし、小さな研究であればそれで十分にデータの信頼性を示すことができると思います。この事例ではそのような工夫はされていたでしょうか。残念ながら、調査報告書ではそこまでの事情は読み取れませんでした。

　　なお、この調査報告書自体は非常に詳細な調査と適切な分析に基づいて分かりやすくまとめてありました。研究倫理や研究公正を専門とする人にも研究者にも是非一読をお勧めします。

注 2：　このことに関する実際の例は次章 2-2 の p.43 に「例 1」として紹介していますので、ぜひ読んでみてください。

文献

1）日本学術振興会『科学の健全な発展のために』2015 年 2 月
2）国立研究開発法人 宇宙航空研究開発機構「長期閉鎖環境（宇宙居住環境模擬）におけるストレス蓄積評価に関する研究」で発生した不適切な研究行為に関する調査結果及び再発防止に向けての取組みに関する報告書　令和 4 年 11 月 25 日　https://www.jaxa.jp/press/2022/11/20221125-2.pdf（2023 年 10 月 27 日最終確認）

1-4　RCR とは何か（2）
～ Research ethics（研究倫理）と Research integrity（研究公正）～

　Steneck は「責任ある研究活動 RCR」を構成する 2 つの要素として研究倫理 Research ethics と研究公正 Research integrity を定義しています [1]（図 1 ）。すなわち、道徳的規範の観点から評価された研究行動と、専門的基準の観点から評価された研究行動です。

　前者の Research ethics は、
　「研究に関連する、または研究を進める過程で生じてくる道徳的問題の批判的探究。
　defined as the critical study of the moral problems associated with or that arise in the course of pursuing research.」
と説明されており、日本語では研究倫理と訳されます。
　後者の Research integrity は、
　「専門機関、研究機関、関連する場合は、政府および一般市民によって大枠が示されている専門的基準を把持し、それを厳密に遵守していること。
　defined as possessing and adhering to professional standards, as outlined by professional organizations, research institutions and, when relevant, the government and public.」
と定義され、日本語では研究公正と訳されます。

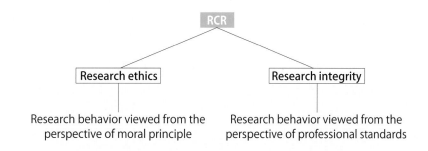

図 1　責任ある研究活動を担保するための 2 つの構成要素　　（文献 1 より）

　言い換えると、研究倫理 Research ethics とは「研究活動において何が正しくて何が間違っているかを判断するための道徳的規範や行動原則」であり、研究公正 Research integrity とは「（専門機関、研究機関、政府および一般市民などの）ステークホルダーが研究に対して要求する信頼性の基準を満たす状態を専門的な基準を設定して遵守すること」と言えます。

　Steneck の定義を基に筆者の考えを述べますと、倫理とは、"これをやってはならない" "これをせよ" という具体的な「行動」で規定されるものであり、公正とは要求されている「状態」を保証することとなります（図 2）。誰が要求水準を決めるのかと言えば、端的にはステークホルダーです。すなわち、研究者、研究支援組織（大学、研究機関）、研究費配分機関ということになりますが、何より一般社会の人々を忘れてはなりません。

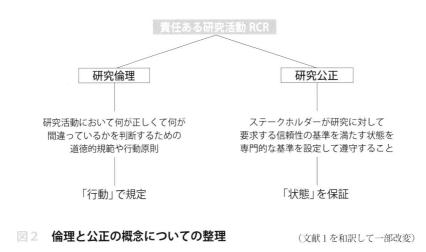

図 2　**倫理と公正の概念についての整理**　　　　（文献 1 を和訳して一部改変）

　自らの研究が RCR である、ということを主張するためには、研究倫理の観点で定められている行動規定を遵守することと、研究公正の観点から研究に求められる品質の基準を保証すること、この 2 つが必要であることが分かります。研究倫理で規定されるのはもちろんFFP をやってはならないということですが、できれば QRP も避けなくてはならないということです（QRP を避けるのは実は難しい、ということは前節でお話ししました）。そして、研究公正によって研究の公正性を担保することで QRP の発生をある一定の水準に抑制することができます。研究倫理をコンプライアンス、研究公正をガバナンスと言ってもよいでしょう。このことによって、自らの研究が RCR の状態にあることを主張できるのです。

　少し視点を変えて検討してみましょう。研究者は研究倫理教育によって求められる「FFPを犯さない」「（FFP ではないものの）二重投稿や不適切なオーサーシップは犯さない」という規範を遵守し、同時に研究者の所属する機関や研究費配分機関は FFP や限りなく FFP に近い QRP についてのコンプライアンスを研究者に対して厳しく求めます（背後に一般市民という大きなステークホルダーが存在し、それもまた研究者、研究機関、研究費配分機関に対してコンプライアンスを要求していることはここでは当然のこととして省略します）。"そ

こまで悪質ではない”QRP については、研究者はその発生が一定の水準になるように研究を管理します。研究者の所属機関や研究費配分機関は管理水準を研究者とともに設定し、そのプロセスが遵守されているかを見守ります。さて、ここで着目していただきたいのは、QRP についての管理水準を定めることで FFP の発生もその水準以下に抑制されることが期待できるという点です。

　もちろん、FFP は倫理的な観点から対応すべき対象であり、その発生がゼロになるように予防されることが望ましいのですが、どれほど厳しく教育しても、どれほど厳しく取り締まっても「抜け道」を探してやらかす自称 “研究者” が存在することは否めません。それでも QRP の発生をある水準以下で管理することで、FFP への予防対策にもなりうるということは心の片隅に留めておいていただくとよいでしょう。特にラボの主催者や研究機関にとっては、各研究者がFFPを犯していないことを直接に監視するのは困難です。あからさまに監視すれば、ラボの雰囲気を悪くしてしまうかもしれません。QRP の発生をある水準以下に管理することで FFP についてもある程度抑止できるとしたら、すごく良いことですね。

　では、QRP の発生をある一定の水準に抑制するとはどういうことでしょうか。それを考えるためには、QRP（合わせて FFP も）の発生機序を検討する必要があります。

文献

1）Steneck NH. Fostering integrity in research: definitions, current knowledge, and future directions. Sci Eng Ethics. 2006;12(1):53-74.

1-5　FFPとQRPの発生機序

FFP と QRP、これらはなぜ発生するのでしょうか。

　当たり前のことですが、FFP については「研究者としてわきまえるべき基本的な注意義務を著しく怠った」もしくは「意図的にやろうと思った」のでなければ発生しないものです。気づかないうちにデータを改ざんしてしまった、データを捏造してしまった、ということはあり得ないでしょう。もちろん、良かれと思ってデータを書き換えたものの後になってそれを改ざんと疑われた、エクセルシート上で気づかないうちにデータを上書きしてしまいそれを改ざんと疑われた、などといったことはありうると思います。その場合は、データ書き換えの過程が根拠[注1]とともに説明できれば FFP とは認定されず、QRP でしたね、ということになります。とは言っても、FFP も QRP もなるべく少なくしたいということに変わりはありません。

　一般的に不正が発生する機序については、犯罪心理学の領域で用いられる『クレッシーのトライアングル理論』（図1）が非常に参考になります[1,2]。不正が成立するためには、「動機」、「機会」、「正当化」の3つの要素がすべて揃う必要がある、という非常に明確な、不正の成立を理解する上で強力な理論です。

注1：　エクセルの表であれば監査証跡は残りません。したがって、厳密な意味で根拠を示すことができるわけではありません。それでも、その事象が発生したと思われる時点の前後のファイルが別のファイル名で保存されていれば、ファイル上で何が起きたのかをある程度説明することができます。加えて、実験ノートに記載されているはずのその日の作業内容や直近に実施されたラボミーティングの記録などの傍証とともに、その時の作業内容についてある程度詳しく経過を追うことができます。筆者の個人的な見解ですが、上記の「証拠」が揃うだけでもその研究の品質は高いと判断してよいのではないかと考えます。

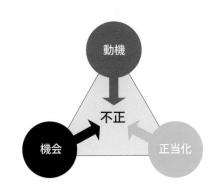

図1　不正成立の3つの要素

表1　横領と医療過誤、および FFP と QRP における不正の3要素の分析

	横領	医療過誤	FFP	QRP
動機	借金で首が回らない	なし	業績が欲しい	業績が欲しい 上司からの評価を上げたい （あるいは） なし
機会	本人が会計担当者であるなどチェック機構がない	その行為を実施する際のチェック手続きがない	研究のプロセス管理ができていない	研究のプロセス管理ができていない
正当化	一時的に借りるだけ	なし	みんなこれくらいならやっているだろう、これくらいであれば許容範囲であろう、自分の仮説の方が正しいはずであり、これはたまたま外れた値が出ただけ	みんなこれくらいならやっているだろう、これくらいであれば許容範囲であろう、自分の仮説の方が正しいはずであり、これはたまたま外れた値が出ただけ （あるいは） なし

「クレッシーのトライアングル理論」を構成する3つの要素が、横領ではすべて揃っているが、医療過誤では「機会」があるだけである。同じ関係性が FFP と QRP にも認められる。

　表1の「横領」を見てみましょう。「動機」（「借金で首が回らない」）と「機会」（「会社で自分が会計担当者で、監査部門も兼任している」など）があっても必ずしも横領が発生するわけではありません。そこに「正当化」（「ちょっと借りるだけですぐに返すよ」「自分は不当に低く評価されており、これは本来自分がもらうべき正当な金額だ」など）という要素が揃って初めて不正が成立します。

　意図的な特定不正行為 FFP も同様です。故意に FFP をやってしまう可能性のある人（研究者とは言いたくありませんね）は必ず何らかの「動機」を持っています。「手っ取り早く業績が欲しい」「この大きな予算は如何なる手段を用いたとしても獲得したい」「教授の気に入る

データを出した方がより覚えがめでたくなるだろう」などの「動機」です。そして FFP が発生しうるための「機会」、例えば「この研究室ではデータのチェックが甘い」という「機会」が存在します。しかし、このような「動機」と「機会」が存在したとしても、必ずしも全員が FFP に手を染めるわけではありません。「大規模研究だから 1 例、2 例くらいデータを書き換えても誰にもばれないだろう」とか「みんなこれくらいやっているだろう」「たったひとつの外れ値のせいで有意差なしになってしまうのはもったいない」など、「正当化」という最後の一押しがあって初めて FFP が成立します。

　横領との対比として医療過誤を考えてみましょう。ここには当然、「動機」も「正当化」も存在しません。それでも「機会」（「その医療行為を実施する際のチェック手続きがない、甘い」など）があるために過誤は発生してしまいます。ですので、ヒヤリハット報告書を出してもらい、現場の手順を見直して、過誤が発生しうるような「機会」を一つ一つつぶしていくという活動が大きな意味を持つことになります。このような活動を行っても、「機会」がいきなりゼロになるわけではありませんが、医療現場が安全に運用されるのに必要なレベルにアクシデントとインシデントの発生が管理されるようになっていきます。

　QRP も同様です。おそらく多くの QRP には「動機」は存在しません。もちろん QRP には幅がありますので、一概には言えません。「研究者としてわきまえるべき基本的な注意義務」を果たしていないことから FFP と判断されても仕方のないものから、うっかりミスや本人は「良かれ」と考えて行う行為までありますが、後者の QRP については「動機」は存在しないと考えてよいでしょう。その場合、QRP を行ってしまった時点では少なくとも本人にはその行為が QRP に相当する回避すべき行為であるという明確な意識がありません（分かっていれば、それは「避けるべき行為」であると認識しているはずです）。そして、「正当化」という要素もありません。それでも、「機会」（「研究のプロセス管理ができていない」など）が存在するために QRP が発生しうるのです。

　もちろん先に挙げた「不適切なオーサーシップ」や「二重投稿」には何かしらの「動機」あるいは「正当化」が存在していると思われます。「このオーサーを入れておけばアクセプトの可能性が高くなるのではないか」「業績を手っ取り早く稼ぎたい」というような「動機」や「うちの研究室のお作法として、共著者には前教授の○○先生と名誉教授の△△先生を入れることになっているので仕方がない」「一応、今回投稿する論文の図に用いているデータはもう一つの論文とは少し違うのでギリギリ二重投稿には当たらないはずだ」というような「正当化」があってもおかしくはありません。「研究者としてわきまえるべき基本的な注意義務なんて面倒だなあ、少しくらいなら…」というような考え方すらあるかもしれません。

　さて、着目していただきたいのは、横領と過誤、FFP と QRP、これら 4 つの全てに「機会」という要素が存在している点です。つまり不正を構成する 3 つの要素のうち「機会」を適切なレベルで管理すれば、FFP についても QRP についても対応可能となるのです[注2]。管理されているレベルに応じて、それらの発生頻度を抑制することができる、ということです。

　ここまでの議論でお分かりかもしれませんが、研究支援の立場としての我々は、当然ながらFFPやそれに準じたQRPを取り組むべき事象として捉えているのですが、それ以上に「動機」も「正当化」もないようなQRP（うっかりミスや善意からの行為）への対応こそが、むしろ重要だと考えています。それは研究不正防止を主たる目的とした取り組みから、研究の品質向上のための取り組みへの転換という意味を持ちうるのです。

　先ほど述べた「機会」の管理における「適切なレベル」というのはあらかじめ決まっているものではなく、第三者が決めてくれるものでもない、ということに注意してください。一般的には、研究者だけにその検討を押し付けるのではなく、その研究に関わる全てのステークホルダーとの協議によって決めるべきものであり、当然、研究支援組織、研究費配分機関もその決定に責任を持つべきものです。個別の研究で考えれば、一義的には研究者、研究支援組織、研究費配分機関で「適切なレベル」を設定することになります。国を挙げての大型の研究費による研究であれば、そこに政府関係機関も直接に関係してくるかもしれません。もちろん、背後には一般市民が存在します。一般市民の研究に対する関わり方も色々あります。世論もありますし、研究に対する倫理審査委員会には必ず「一般の立場の人」（研究対象者の観点も含めて一般の立場から意見を述べることのできる者）が入っていて、個別の研究の実施に対して意見を述べます[3]。また、その研究が探索段階なのか検証段階なのか、という研究のステージによっても要求されるレベルが変わってきます。

　機関／大学の研究支援組織は、ラボの個別の研究の管理にまで関与するわけではないと思いますが、データ管理基盤や電子ラボノートの導入、提供の時にそのラボでのデータ管理をどのようにすべきかということについては研究者と一緒に検討するはずです。また、データの信頼性保証のための品質管理に関する教育など、いろいろな手段で組織内のラボの研究管理レベルを維持する活動をしています。

注2：　ここでひとつ有名な事例をご紹介しましょう。ニューヨーク地区連邦検事から1994年にニューヨーク市第107代市長（1994年1月1日〜2001年12月31日）となったルドルフ・ジュリアーニをご存知でしょうか。2001年9月11日のアメリカ同時多発テロ事件の時に危機管理に奔走した市長というイメージが強いかもしれません。そのジュリアーニ氏ですが、市長着任にあたって凶悪犯罪がはびこっていたニューヨーク市の治安回復を目標に掲げました。ところが、真っ先に取り組んだのは「地下鉄の落書き」をとことんきれいにすることでした。一部から「そんな弱腰で大物マフィア等に対抗できるのか」という非難もあったようです。また警官を大幅に増やし、街角のいたるところに警官を立たせるようにしました。これだけのことで、たった数年間で凶悪な犯罪の数を激減させることに成功します。「ニューヨーク市はどんな小さな犯罪行為も見逃さない」という「機会のコントロール」が、実際の犯罪の予防に大きな効果を発揮したことを示す明確な事例です。これは『クレッシーのトライアングル理論』を現実の問題にうまく応用した事例と言えるでしょう。また、これは『割れ窓理論』としても知られています（吉村典久氏［当時 和歌山大学経済学部教授］のコラムと New York Post の記事 "How NYC championed broken windows policing and threw it away" より一部改変して紹介しました）。

　研究費配分機関については、研究費獲得のために提出された研究計画書に加えてデータマネジメントプラン（Data Management Plan；DMP）を研究者から提出してもらうようになってきています[注3]。DMP の内容を確認してそれを承認する、という過程そのものが、必要な管理レベルを研究者と研究費配分機関が共同で設定していることを意味します。

　さて、ここまでで FFP と QRP への対応が少し具体的になってきました。FFP についてはまず研究倫理の観点から徹底的に対応します（現状の倫理教育では事後の罰則ではなく「予防」に重点が置かれているのはみなさんもご存知の通りです）。そして QRP については、「機会」を適切なレベルで管理すれば、ある一定の水準でその発生を抑制できるということです。

　先述のように QRP に対する管理水準を設定することは FFP の抑制にもつながります。FFP という行為は意図的です。悪意がある、と言っても過言ではありません。それでも「機会の管理」が厳しければ、その発生を未然に防ぐ効果があることは容易に想像できます。このことは先の注2で紹介したニューヨーク市の事例でも納得できるのではないでしょうか。好ましくない行為はどんなに小さなものでも見逃さない、という管理の在り方は不正の予防に効果的なのです。また、ラボにおいて研究責任者が常にスタッフの FFP に対して目を光らせているということも現実的ではありません。ラボのデータ管理の在り方として、ある一定の水準で行為の記録が残っていく（後から履歴を辿ることができる）ことで不正の機会が許容されず、自然に不正が抑制されるという状態がラボの責任者のストレスを軽減してくれます。つまり、「機会」の管理水準を決めるということは、FFP に対しては "研究倫理教育＋「機会」の管理" という 2 つの観点からの対応が実現する、ということを意味するのです。

　次に考えるべきは、研究における介入可能な具体的な「機会」はどこにあるのか、ということです。

注3：　例えば国立研究開発法人日本医療研究機構（AMED）では『AMED における研究開発データの取り扱いに関する基本方針』『AMED 研究データ利活用に係るガイドライン 2.1 版』を公開して、以下のように説明しています。

　　　AMED は AMED における研究開発データの取り扱いに関する基本的な事項を定めた「基本方針」及びその具体的な内容を定めた「ガイドライン」を策定し、公的資金により行われる研究開発により生み出されるデータの利活用の促進を目指しています。「基本方針」は、AMED が支援した研究開発データ全般に適用され、AMED の研究開発データの取り扱いについて AMED の考え方・方針を示すものです。「ガイドライン」は、より具体的なデータ利活用の方法やデータマネジメントプランの提出の義務化、機能、役割等について説明するものです。

　　　AMED が支援を行う事業によって創出、取得又は収集されたデータやそのデータを加工等することによって生み出された研究開発データを含む研究開発成果は、一種の「公の財産」である。特に研究開発データの重要性は高まる一方であり、研究開発データが適切に管理され、適切に利活用

注3（つづき）

されることが、研究開発の成果を最大化する観点からは非常に重要になっている。そこでAMEDは、これらが適切かつ公正に行われることを推進するために、（中略）研究開発データの種類、保存場所等、データの管理責任者、データシェアリングその他のデータ利活用の方針等を記載する「データマネジメントプラン（DMP）」を委託研究開発契約等の締結時に提出することを義務化している。

DMPには、AMEDが委託者となる委託研究開発契約等において、どのようなデータが創出、取得又は収集され、誰がどこに保有しているのかを記載することが求められる。

文部科学省や経済産業省などもそれぞれにDMPの提出を求めるようになってきています。それぞれが要求するDMPの内容は少しずつ異なっているのですが、令和3年4月『公的資金による研究データの管理・利活用に関する基本的な考え方』（統合イノベーション戦略推進会議）によって、公的研究費による研究のデータ管理のための、最低限必要なメタデータの項目が示されました。

文献

1) Cressey DR. Other Peoples' Money : A Study in the Social Psychology of Embezzlement: Wadsworth Publishing Company, Inc.; 1972.
2) 八田進二『事例でみる　企業不正の理論と対応』同文館出版
3) 文部科学省、厚生労働省、経済産業省「人を対象とする生命科学・医学系研究に関する倫理指針」令和3年3月23日（令和5年3月27日一部改正）

1-6 研究データサイクルと品質管理

　前節において、FFP/QRP 発生の機序の理解および発生予防・抑制のために『クレッシーのトライアングル理論』が非常に参考になるということをお話ししました。研究倫理教育が充実し、研究不正に対する厳罰化が進んでも、研究不正は発生しています。故意に不正を働こうとする者はいくらでも抜け道を探すからでしょう。あるいは、誠実な研究者にさらに倫理教育プログラムを提供しても、「もちろん FFP なんて犯さないよ」という反応が返ってくるだけです。また、多くの QRP は故意ではないので、「しないようにしましょう」と働きかけても効果は期待できません。

　困ったことに、自分の研究が RCR であることをどのように示せばよいか、ということについて研究倫理教育では扱いません。もちろん、研究者は公正性の概念について学び、誠実であろうと努力します。しかし、いくら「自分の研究は RCR です」と主張したところで、それだけでは通用しません。では、Steneck の示す RCR の 2 つの構成要素である「研究倫理」と「研究公正」が自分の研究において担保されていることを示すにはどうしたらよいでしょうか。その問いに研究倫理は答えを示してくれません。研究倫理教育の限界はこのあたりにありそうです。

　実は、自分の研究が RCR であることを説明するためには以下のことを示せばよいのです。すなわち、倫理で規定されている「やってはならない行為＝ FFP」を行いうる「機会」はほぼないこと、たとえ意図的に FFP を犯そうとしてもそれをしてしまうチャンスが少なくなるように管理されていること、そして QRP の発生もある一定のレベルで抑えられていることを示せばよいのです。そして、そのためには『クレッシーのトライアングル理論』における「機会」を管理すればよいということになります。

　では、研究における「機会」はどこにあるのでしょうか。図 1 にいわゆる研究データサイクルを示しました。これまで継続して実行されてきた研究の蓄積として「データ保管」の場

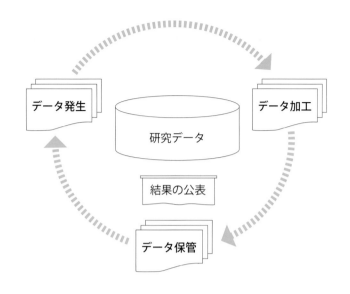

図1　研究データサイクル

所があります。そのデータを用いて次の研究の計画を作成し、その研究によって「データが発生」します。そして、その元データを様々に加工し解析する「データ加工」のステップがあります。つまり、管理すべき「機会」はまずは「データ保管」「データ発生」「データ加工」の3つということになります。

　そして、それぞれの「機会」と「機会」の間にも管理すべき「機会」が存在しています（図2）。「データ保管」と「データ発生」の間には、「実験プロトコル作成」「データマネジメントプラン作成」があります。「データ発生」と「データ加工」の間には「どの生データを保管するか」「生データと一緒に記録すべきメタデータ」「データクリーニング（データの採否や外れ値の取り扱い）」があります。そして「データ加工」と「データ保管」の間には「統計解析」「カンファレンスでの検討」「解析結果の採否」があります。これで全てというわけではありませんが、これらの記録を残しておくだけでも「機会」をかなり管理できます。これだけの記録が残されていたら、こっそりデータを書き換えよう、などとは思わないのではないでしょうか。あるいは、後日、疑義が提起された時、「それは故意ではない、うっかりデータを書き換えてしまった」等の説明をある程度のエビデンスを持って行うことができるのではないでしょうか。

　個別の実験例で見てみましょう。図3をご覧ください。実験するとデータが発生します。一つの生データの背後には無数のメタデータ（データを説明するためのデータ）が発生しています。いつ、どんな状況で実験をしたのかに始まり、その日の天気、試薬のロット番号、実験動物の飼育状況、どの実験プラッツ（実験台）で行ったか、などたくさんのメタデータが発生します。その中で、そのデータをバイアスなく解釈するのに必要なメタデータを選んでデータとともに記録します。さて、その元データは粗々のデータセット（図3では1次加工・

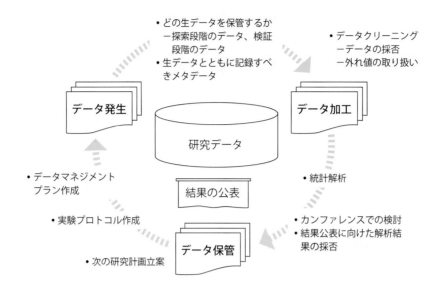

図2　研究データサイクルとメタデータ

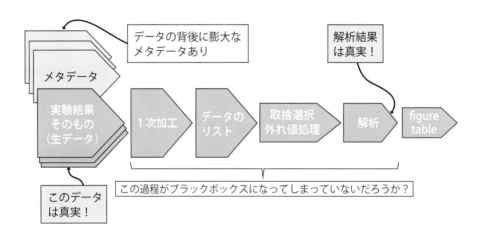

図3　実験過程におけるデータの発生および管理のプロセス

データリストとしています）にまとめられ、そこからいわゆるデータクリーニングが行われ
ます。どのデータを採択し、どのデータは使わないなど、データの採否や外れ値の処理が行
われます。そして解析され図表としてまとめられていきます。

　気を付けなくてはならないのは、生データそのものは「真実」なのですが、どのメタデー
タとともに保管するかによってそれが「誤り」になりかねないということです。解析結果も
同様です。解析用データセットを用いて解析したその結果は「真実」です。その解析結果と

一緒に、用いたデータセット、解析プログラム、解析モデルなどのメタデータを記録しておかないと「誤り」になりかねないのです。

　図1および図2でお示しした「機会」は脆弱性を含んでいる部分です。それらをどのレベルで管理すべきかということは、ステークホルダーとの協議によって決まります。そして彼らの意見を代表して研究者が研究を管理することになるのです。

　紙の実験ノートあるいは電子ラボノートには、データだけでなく、メタデータとこれらの「機会」に関する記録が記載されます。もちろん、すべてのデータやメタデータがノート上で管理される必要はありません。一部は外部サーバや測定機器のメモリ等に保管されていることもあります。その場合、ノート上にはその保管場所へのリンク情報が記載されることになります。

　一方で、研究活動において特定不正行為を疑われた場合には、根拠に基づく説明が必要となります。例えば、文部科学省のガイドラインでは「特定不正行為を疑われた研究者がその疑惑を晴らそうとする場合には、自らの研究活動が適正な方法に則って行われたことを、根拠を示して説明しなければならない」とされています[1]。また、日本学術会議からの回答書においては「論文等の形で発表した研究成果に対して、後日、万が一にも研究不正の疑念がもたれるようなことが生じた場合に研究者が自らその疑念を晴らすことができるよう研究に関わる資料等を適切に保存しておくことは、共同研究者や所属研究機関及び研究資金提供機関に対する責任でもある」とされています[2]。

　これらの要求を満たすためには研究のプロセス管理が行われ、必要な記録が残っていることが求められます。必要な記録として最低限求められるであろう内容を表1に示しました。

　後述する研究公正に関するシンガポール宣言[3]やALCOA++原則[4]、FAIR原則[5]で求められている原則を実現するためには、表1に示した項目の記録が最低限必要となります。研究

表1　**研究のプロセス管理を行うために最低限必要となる項目**

1．生データそのもの
2．生データを容易に扱える形に1次加工する過程
3．データの採否の基準を決めるタイミング※とその基準に基づく処理過程
4．それらを図と表にまとめる過程
5．解析手法選択のタイミング※とその過程、および選択理由
6．ラボのカンファレンスにおけるディスカッションの内容

※特に検証的な研究においてはデータが得られてから事後的にデータ採否の基準や統計手法を決めることには問題がある。もちろん探索段階の研究ではデータが得られてから基準や統計手法が検討される。

のプロセスを管理するにあたって、特にデータの公正性を担保するにあたって、研究の各ステップでどのような記録が残されていればよいかということは先ほど述べました（図 1 および図 2 をご覧ください）。どのような記録が必要になるかは、研究領域によって異なりますが、一般的には図 2 に示したものでおおよそ網羅されると考えています。

文献

1）文部科学大臣決定『研究活動における不正行為への対応等に関するガイドライン』. https://www.mext.
　go.jp/a_menu/jinzai/fusei/index.htm（2023/7/18 最終閲覧）

2）日本学術会議『回答　科学における健全性の向上について』平成 27 年 3 月 6 日

3）Marusic A. The Singapore statement on research integrity. Croat Med J. 2010;51(5):381-2.

4）Agency EM. Guideline on computerised systems and electronic data in clinical trials 2021 [Draft] https://
　www.ema.europa.eu/en/documents/regulatory-procedural-guideline/draft-guideline-computerised-
　systems-electronic-data-clinical-trials_en.pdf.（2023/7/1 最終閲覧）

5）FORCE11. The FAIR Data Principle. https://www.force11.org/group/fairgroup/fairprinciples.（2023/7/1
　最終閲覧）

コラム 1　IT技術の進歩と研究プロセスのブラックボックス化

　この10年、20年で研究環境は大きく変化しました。何と言ってもその筆頭はPCでしょう。筆者が学生の頃は、一人1台PCを持つということは考えられませんでした。大学のPC実習室に行って週に1回PCを起動するくらいのものでした。当然、メールのチェックも週に1回です。データは3.5インチフロッピーディスクに入れていました。容量は1.44MBしかなく、大きなデータを扱う場合は大学の計算機センターにある大型計算機を使っていました。今は高性能のPCが数万円で購入できます。内蔵の記憶媒体はハードディスクであればTBのオーダーです。高速なSSDでも256GBや512GBがそれほど高額にはなりません。PCのCPUやメモリの高速化によって、大規模データであっても個人のPCで扱うことを可能にしました。もちろん、PC上で動くソフトの進化も著しいです。

　例えば解析ソフトのユーザーインターフェースの進化と低価格化は、研究者が統計の専門的な教育を受けていなくても多変数の大規模データの解析を簡単に実行できるようにしました。ソフトを開いてドラッグ＆ドロップでデータ列を選んでボタンを一つ押せば何かしらの解析がPCの中で実行されp値が出力されます。「これはどういう解析が行われているのでしょうか？」「有意差が出ているのですが、結果をどのように解釈したらよいでしょうか？」「3種類の解析を行いましたが、一番p値の小さいこの解析結果を採用してもよいですか？」という質問が研究支援センターに寄せられます。笑い話のようですね。筆者が大学生の頃は、大規模データの解析は大学の計算機センターの大型計算機を借りて行っていました。当然、解析のログが計算機センターに残りました。また、解析のプログラミングは専門家に別途相談する必要がありました。研究者は統計家に「こういう研究仮説に沿ってこんなデータを集めました。この部分の有効性を確認したいのですが、どういう解析をしたらよいでしょうか？」という相談をしていました。そして統計家は解析モデルを検討します。解析用データセットと解析のログが計算機センターに残り、統計家との相談内容も記録されることになるので、悪さはできません。

　やはり筆者が学部学生の頃、画像編集ソフトは高価なものであり、個人で購入するなどとは思いもよりませんでした。大学院生の頃に15万円くらいまでソフトの値段が下がったのを覚えています。今は数万円です。それを用いれば、簡単に実験結果の画像データを加工できてしまいます。最近の顕微鏡はPCに接続されています。その結果、病理スライドの全視野のあらゆる倍率の画像が自動でPCに取り込まれるようになりました。

　IT技術の急速な進歩はもちろん研究環境の進歩・改善をもたらしてきましたが、一方で研究プロセスのブラックボックス化につながってしまっています。特にデータが発生した時点から論文の図表になる時点までの過程のブラックボックス化は著しいです（前節 図3）。個人のPCの中で何が起こっているのかを追跡しきれないのです。その解析はどういうモデルで行われたものか。そのプログラムの中で外れ値や欠測はどう扱われているのか。膨大な画像ファイルの中からその画像を選択した理由は何だったのか。その画像を論文に載せる画像にまで加工するプロセスは追跡／再現できるのか。場合によっては、研究

者本人ですら自分の PC の中で行われたデータハンドリングのプロセスを追跡／再現できない、ということも発生します。研究の記録というのは、第三者への履歴の提示だけでなく、未来の自分への報告書でもあるのです。公表された論文に問い合わせが来た時、その研究自体は数年前に実施したものです。数年前に自分が行った研究の詳細な記憶というのは記録が残っていない限り思い出せないでしょう。

昨今問題となっている研究不正についての疑義がうまく解決に導けない理由のひとつは、この「ブラックボックス化」にあると筆者は考えています。研究環境が便利になりすぎて研究の過程が研究者本人にもブラックボックスになってしまっているとしたら恐ろしいことです。あるいは、ブラックホールになっていて、根拠を探ろうにも本人にすら何も取り出せなくなっているのかもしれませんね。

コラム ②　特定不正行為 FFP に該当しさえしなければよいのか

種々の研究不正の中で、明確に罰則の対象となりうるものは特定不正行為 FFP です。QRP については、「二重投稿」や「不適切なオーサーシップ」などを不正行為として規定している大学・研究機関も多数存在しますが、研究領域によっては何をもって「二重投稿」とするのか等、定義が難しい部分もあります。そのようなものを除けば、QRP において現時点では処罰の対象と規定されている行為はありません。そのせいでしょうか。研究者がその研究について疑義を突き付けられた時に、「特定不正行為はしていません」「FFP を犯してはいません」という釈明をする場面をよく目にします。では、特定不正行為さえしなければよいのでしょうか。特定不正行為をしていないという言い訳だけで、当該研究が RCR である、と主張できるのでしょうか。あるいは、論文に疑義が突き付けられた時に論文を撤回して終わり、とする事例が散見されますが、論文撤回という行為のみで研究者としての責任を果たしたことになるのでしょうか。

ここでは考察を控えますが、みなさんも感じていらっしゃるように特定不正行為はしていません、論文は撤回しました、では研究者としての責任を果たしたことにはならない、ということは自明だと思います。

ではどうすればよいでしょうか。その回答を模索することも、本書の目的となります。

ここで、筆者の考えを少しだけ述べておきますと、自らの論文が撤回となった場合、撤回で終わらせたのでは研究の公正性を示したことにはなりません。この点には同意していただけるのではないかと思います。撤回となった場合、疑義が突き付けられている事象がなぜ生じたのかを元データにまで遡って追跡し、同時に元データからその事象を再現して誤謬の原因を明らかにすること、さらにその誤謬を修正した場合に正しい結果はどうなるのか、を証拠とともに説明し、論文を再投稿し、受理されて初めて「公正性」を担保したことになると考えます。そのような活動は、研究のプロセスが管理できていて根拠の基となるメタデータが管理されていれば可能となるのです。

第2章　研究の公正性

2-1 研究公正とは何か

　研究公正に関して最初に参照すべき定義は「研究公正に関するシンガポール宣言」でしょう [1]。この宣言では、研究の公正性は以下の4つの原則で表現されます。すなわち 1) 誠実性 Honesty、2) 説明責任 Accountability、3) 専門家としての礼儀および公平性 Professional courtesy and fairness、4) 研究の適切な管理 Good stewardship of research、の4つです。これら4つの原則を踏まえて、この宣言では「研究者は研究の信頼性に対する責任を負わなければならない」と述べています。おそらくこれが最も広義の公正性の定義でしょう。では研究者はその責任をどのように果たすのでしょうか。シンガポール宣言は「責任」の具体的な中身を14項目挙げています。どの項目も重要なのですが、筆者が中でも重要と考えている項目が以下の3つです。

1. 公正：研究者は研究の信頼性に対する責任を負わなければならない。
3. 研究方法：研究者は適切な研究方法を採用し、エビデンスの批判的解析に基づき結論を導き、研究結果および解釈を完全かつ客観的に報告しなければならない。
4. 研究記録：研究者は、すべての研究の明確かつ正確な記録を、他者がその研究を検証および再現できる方法で保持しなければならない。

　つまり、研究の公正性の4つの原則を実践するためには、研究者は研究の信頼性に対して責任を負わなくてはなりませんが、そのために適切な方法論と解析方法に基づいて結論を導くのみならず、その経過と結果についての正確な記録を残し、第三者がそれを検証できるようにしておかなくてはならないということを述べています。簡単に言うと、研究のプロセス管理によって説明責任を果たすことで研究の信頼性を担保する、ということだと思います。

　Steneck は研究の実施の面に着目して、研究公正についてやや具体的な定義をしています。すなわち、研究公正とは「研究の本質的な価値である6つの要素、すなわち Objectivity、Honesty、Openness、Accountability、Fairness、Stewardship に則り研究計画を立て、提案

し、実施し、報告し、考察すること」というものです[2]。この定義は、研究活動の各プロセスで踏まえるべき価値を明示している点で非常に分かりやすいです。ただし、研究活動の各過程で具体的に実践すべきことは明示されていません。それでも、研究の各過程でそのプロセスを 6 つの観点から管理しなくてはならない、ということは大きなヒントになります。

　以上の 2 つの定義より、研究の公正性を考える時には、プロセス管理と説明責任は重要な要素と位置づけられます。この 2 つの観点は、研究倫理の範疇ではありません。研究公正の範疇に入ります。プロセス管理を倫理的観点から考えようとするからおかしなことになるのです。第 1 章で検討したように、研究公正と研究倫理は区別して考えるべきものです。再掲になりますが、本書では倫理と公正を以下のような意味で用いています。

　研究倫理 Research ethics とは「研究活動において何が正しくて何が間違っているかを判断するための道徳的規範や行動原則」であり、研究公正 Research integrity とは「（専門機関、研究機関、政府および一般市民などの）ステークホルダーが研究に対して要求する信頼性の基準を満たす状態を専門的な基準を設定して遵守すること」です。簡単に言えば、倫理とは、"これをやってはならない""これをせよ" という具体的な「行動」で規定されるものであり、公正とは、要求されている「状態」を保証することです。誰が要求水準を決めるのかと言えば、第 1 章 1-5 で述べた通り一般的には研究者、研究支援組織（大学、研究機関）、研究費配分機関であり、そして一般社会の人々を含めたステークホルダーです。個々の研究については、少なくとも研究費配分機関や所属研究機関の要求事項は確認しておくべきでしょう。

　上記の定義を踏まえれば、研究への疑義に対して、研究倫理の立場から対応するとはどういうことか、研究公正の立場から対応するとはどういうことか、というのはおのずと明らかになると思います。

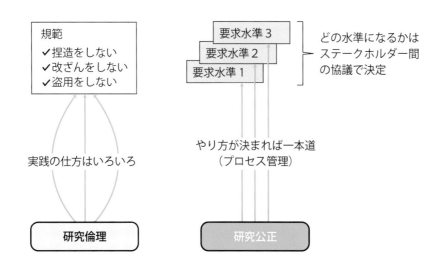

図1　**研究倫理における実践と研究公正における実践の概念図**

　前者は、倫理規定において禁止されている行為 / 行動をしないこと、そういう行為 / 行動に対する誘惑に対して自分を律することと言えます。後者は、ステークホルダーによって定められている研究が満たすべき品質基準をプロセス管理によって満たすことです。

　少し違う視点から見てみましょう。倫理では「これをしてはならない」「こうすべきだ」というゴールが決まっています。そのゴールに到達する道は一つではありません。いろいろなアプローチを取り得ます。そのような点に着目して倫理教育は大きく発展してきました。研究倫理教育の領域では「志向倫理」、教育学の領域では「羅生門的アプローチ」という取り組みが着目されていることはご存知の通りです。公正性の担保≒品質管理において、その目的地は可変です。品質レベルは状況に応じて何度も設定されるからです。しかし、設定したレベルをクリアするための道筋は一つ、つまりプロセス管理です（図１）。教育学の領域では「工学的アプローチ」とも言います。

　研究のプロセス管理ができていると、不正に対して適切に対応できるばかりではなく、研究のさらなる発展につながっていくのですが、それは研究者がご自身で実感できると思います。

文献

1）Marusic A. The Singapore statement on research integrity. Croat Med J. 2010;51(5):381-2. 日本学術振興会より日本語訳あり , https://www.jsps.go.jp/file/storage/general/j-kousei/data/singapore_statement_JP.pdf（2023/7/18 最終閲覧）
2）National Academies of Sciences, Engineering, and Medicine. Fostering Integrity in Research

コラム 3　倫理と公正　身近な例で考えてみよう

　ここで本章2-1の図1にある研究倫理と研究公正のアプローチの違いを身近な例で考えてみましょう。

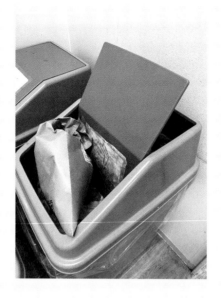

　上の写真は、ある大学の教授フロアのゴミ箱です。朝、出勤するとこのような状態のゴミ箱を頻回に目にします。このフロアには学生は入れないので、犯人は教授もしくは職員でしょう。「最近の若者は…」という小言はここでは該当しません。れっきとした大人の仕業です。この状態を改善しようとする場合、倫理の観点からの取り組みと公正の観点からの取り組みはどのようになるでしょうか。

　まず、『クレッシーのトライアングル理論』における3つの要素を確認してみましょう。

動機
　・教授室のゴミを捨てて自室はきれいにして帰宅したい。
　・ゴミ箱の蓋が汚れていて触りたくない。
　・ゴミ袋を交換するのは自分の仕事ではない。
機会
　・共用のゴミ箱（フロアの人数に比べて圧倒的に小さい）がそこにある。
　・夜間は清掃担当者はいない。
正当化
　・教授室には清掃は入らないから仕方ない。
　・みんなそうやって捨てているから自分もそうする。
　・誰も見ていないからばれないだろう。

　さて、このような状況に対して倫理と公正はどのようなアプローチをとるでしょうか。

《倫理の観点からの取り組み》
　①**倫理規範の共有**
　・まず、この事象について「だらしないゴミ捨てをしてはならない」という規範が、その小社会の中で共有できるかどうかの検討。
　②**コンプライアンスを呼びかける**（張り紙やポスター掲示など）
　・「ゴミはしっかりと奥まで押し込んでください」
　・「入りきらない場合は横の流し台の下に大きなゴミ袋があるので交換してください」
　③**理由を説明する**
　・「臭いが漏れてしまいますので蓋は閉じた状態にしてください」
　・「共用スペースであり見栄えが悪いです」
　④**罰則規定を設ける**

《公正の観点からの取り組み》
　①**管理基準の設定**
　・どのレベルを「だらしない」とするかの共通認識を整備し、「このくらいのきれいさは保とう」という管理基準を設定する。
　②**ゴミ捨ての環境を変更する**（だらしないゴミ捨てをしなくて済む工夫）
　・ゴミ箱を大きくする。
　・清掃担当者が頻回に回ってゴミを回収する。
　③**ゴミ捨てについての行動変容を促す**
　・モニターを設置する。
　・物陰にならないところにゴミ箱を移動して周囲の目に晒す。
　・ゴミ箱そのものを撤去する。

　倫理の観点からは「だらしないゴミ捨てをさせない」というゴールに向けて、手を変え品を変え規則の遵守を求めています。上述のように規則遵守を伝え倫理観に訴える、理由を伝え理性に訴える、罰則を設けて行動を規制する、など複数のアプローチを取ることができます。ただし、「ゴミ箱の蓋が半開きになる捨て方をしてはならない」という規範が、共通の規範として認められない限り、これらのアプローチはうまく機能しないでしょう。

　公正の観点からの取り組みでは、大学としてどれくらい厳密にゴミ捨てを管理したいかというレベルを決め、それに応じた方法を導入し、あとはその通りに実践するだけです。とりあえずゴミがなるべく溢れないように、というレベルでよければ大きなゴミ箱への変更やゴミ回収の頻度を増やす、という対応でよいでしょう。徹底的に美化を目指したいのであれば、モニターの設置など他人の目に晒すということも検討します。究極はゴミ箱の撤去です。街の美化の一環で「この公園で出したゴミは持ち帰りましょう」とゴミ箱を撤去する動きがありますが、それと同じことで、局所における究極のゴミ対策です。いずれにしても、やり方が決まってしまえばあとは実行するのみです。

　これが倫理と公正のアプローチの違いです。何となく実感できたのではないでしょうか。

2-2 研究公正の観点から考える研究不正

～研究の公正性を担保するためのターゲットはどこにあるのか～

この節の前半はここまでの復習になります。

Research Misconduct は日本語では「不正行為」と訳され、通常はいわゆる FFP が該当します（第1章 1-2 の注 [p.15] で説明しましたが、特定不正行為の英語は Specific Research Misconduct です。ここで言う「特定」には、「投稿論文など発表された研究成果の中に示された」行為であり、「種々の不正行為のうち不正に関するガイドライン[1]の対象となる行為である」という意味が込められています）。これらは不正告発の対象となり、研究に対する疑義が特定不正行為と認定されれば、罰則が課せられることになります。FFP の対極に Responsible Conduct of Research；RCR「責任ある研究活動」という概念が規定されており、両者の間に Questionable Research Practice；QRP「好ましくない研究活動」が存在します。

QRP には「うっかりミス」や本人は善意で行っているレベルのものから、社会に害を与えかねないレベルまで、様々なものが含まれます（たとえその行為が「善意」によるものだとしても、社会にとって害にならないとは限らない点に注意が必要です。最近では、社会に害を成すような研究行為を DRP；Detrimental Research Practice「有害な研究行為」と言うこともあります）。QRP に分類される行為で本人が良かれと思って行った行為であっても DRP に該当する、という事例はいくらでもあります。本節の末尾に2つの例をお示しします[注]。

さて、自らの研究が RCR であるということを示すためには、研究活動があるレベルで管理されていなければなりません。つまり、研究倫理の観点から FFP の予防を期待できる、「機会」を管理することで QRP の発生頻度が低く抑えられている、さらに QRP 管理は FFP の予防にも一役買っている、といった状況が必要です。FFP に対しては、研究倫理教育だけでは万能ではないのです。どれだけ厳しく目を光らせて取り締まりを行ったとしても意図的に不正を行う者はいくらでも抜け道を見つけ出します（そのような事例を取り上げて詳細に解説している書籍もたくさんありますので、一度読んでみてはいかがでしょうか。筆者がお勧め

するのは『研究不正』[中公新書　黒木登志夫]です。びっくりするような、あきれるような
事例がその経過とともに詳細に解説されています)。

　少し視点を変えて説明します。ある研究がRCRであるということは、その研究にFFPも
QRPも全く含まれていないということを意味しているわけではありません。その発生頻度
が許容できる範囲に抑え込まれており、もし許容範囲を超えてしまった場合にはプロセス管
理の過程を見直して、より厳格なプロセス管理を実施する用意がある、といった研究の状態
をRCRと称します。研究のどのプロセスに介入しうるのかということは、前章でお話ししま
した。

　研究公正の観点からは、特定不正行為FFPだけがその対象ではなく、FFPおよびQRPを
合わせて公正性担保のためのターゲットとすることになります。さらに、FFP/QRPは「無く
すものではなくコントロールするもの」であると認識することが大切です。

注：　**善意からのQRPからDRPへ**

例1

　20年ほど前、ある生活習慣病に対する薬剤の臨床試験(およそ3,000人が参加したオープンラ
ベルの臨床試験で通常治療群と強化治療群の2群を設定)において2つの群への無作為割付が実施
されました。その臨床試験の研究責任者であるA先生はその疾患についての第一人者の医師でした。
A先生は、「私はこの疾患の第一人者である。この疾患については私以上に知っている研究者はい
ない。だから私が直接データを見て、データクリーニングをするのが一番良い。一目見ればおかし
なデータかどうか分かる」とおっしゃって、ご自身でデータクリーニングをやりたいと主張されま
した。

　この行為、おそらく何の悪意(どちらかの群に有利になるようにデータを操作したい、など)も
ないでしょう。データクリーニングは非常に手間のかかる作業です。それを研究責任者のA先生
がご自分で実施すると申し出てくださっている。ありがたいことです。しかし、この行為がこの試
験全体をスポイルしかねない、ということに気づいていないのです。そもそも無作為割付は何のた
めに実施するかと言えば、結果の評価に影響を与えかねない因子(事前に分かっているとは限りま
せん)が2つの群に等しく割り振られることで、2群の比較可能性を担保するためです。

　割付後に、それぞれの群の取り扱いに偏りがあるとその比較可能性を失いかねないのです。もし
データクリーニングをするのであれば、2つの群それぞれのデータを同じ基準で扱わなくてはなり
ません。そうでないと、2群の比較可能性をつぶしてしまうからです。A先生がなさろうとしてい
たデータクリーニングは、おそらく個々の症例を目視で確認して、おかしな点に気づけば修正する
というものです。各群の取り扱いに偏りが生じることは避けられないと思います。

　もちろん、個々の症例に関して言えばA先生のデータクリーニングによって正確な記録になる
のかもしれません。しかし、恣意的なデータの操作によって2群の比較可能性が無くなれば、試
験全体の結果をスポイルしかねず、結果的に、この善意からのQRPはDRPに陥ってしまうのです。

注（つづき）

例 2

　これもおよそ 20 年前に行われた認知症に関する臨床研究（観察研究）の事例です。認知症の自然歴と予測因子探索が目的の約 1,000 人が参加した研究でした。採血データや画像データに加えて、認知症の程度を評価するための複数の質問紙検査が実施されました。

　質問紙検査は全く同じ検査を同じ人に複数回実施した場合、その結果にある程度の違いが生じるのは通常のことです。まして、同じ領域の複数の質問紙で実施した場合は、それら質問紙間で必ず食い違いが生じます。対象者本人に回答してもらう検査を Patient Reported Outcome（PRO）と言いますが、食い違いも含めて、そのデータをそのまま扱うことが重要とされています。こうした「ゆらぎ」があることは人間として当たり前だからです。この研究では、認知症を長年研究してきたベテランの研究者の B 先生が質問紙検査のデータを管理していました。

　質問紙検査のデータ固定が大幅に遅れている、という情報が研究支援センターに寄せられたので調査したところ、B 先生が複数の質問紙間の食い違いを目視で確認し、「自分が専門家としてデータをきれいにする」と言ってデータを書き換えていたことが発覚しました。もちろん、B 先生は善意からデータの書き換えを行っていました。自分の長年の研究成果を踏まえて、きれいなデータセットにしたい、という崇高な思いからの QRP です。

　しかし、専門家が恣意的に書き換えた質問紙のデータはいったい誰の認知機能が反映されたデータになるのでしょうか。被験者の認知機能そのものではなく、そこに B 先生の「思い」が上乗せされた結果になってしまっていたのではないでしょうか。データの解析と解釈が全く当てにならないものになりかねないという意味では、これも DRP に陥ってしまったと判断されても仕方がないでしょう。

文献

1）文部科学大臣決定『研究活動における不正行為への対応等に関するガイドライン』平成 26 年 8 月 26 日

2-3 研究データ管理の目的から見た電子ラボノートの位置づけ

　研究データ管理には大きく2つの目的があります（図1）。いかなる研究機関あるいは個々のラボにおいても研究データ管理は一般的に2つの目的を併せ持っています。

　目的の一つはオープンサイエンス、オープンイノベーションの基盤となるデータリポジトリのための研究データ管理であり、蓄積されたデータをどのように管理、再利用、そしてイノベーションにつなげていくかということです。これに関しては本書では扱いません。詳細については、大学ICT推進協議会や国立情報学研究所から研究機関における研究データポリシー策定やデータ基盤構築のための紹介がなされていますので、ぜひご覧ください。

　もう一つの目的は、研究によって発生したデータそのものの信頼性保証の根拠としてのデータ管理です。第1章で紹介した研究データサイクルの各過程におけるデータとメタデータを適切に管理し、当該研究データの公正性を担保するということです。

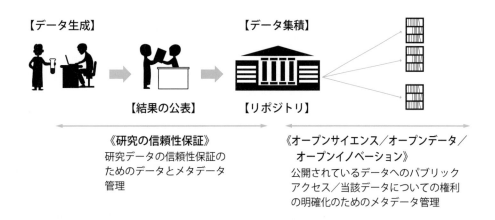

図1　研究データのフローと研究データ管理の目的

　どちらの目的に重点が置かれるかは、例えば研究機関としての立場なのか、ラボとしての立場なのか等によって異なります。研究機関であれば、その機関に所属するラボ全体の研究の最低限の信頼性を保証しつつ、将来的にオープンサイエンス、オープンイノベーションを見据えてデータリポジトリ基盤を構築するということになるでしょう。より厳しい品質管理レベルを想定した上で、電子ラボノート（Electronic Lab Notebook；ELN）導入を目指してアカウント管理や利用状況確認などを機関 / 大学として積極的に実施するところもあるでしょう。

　個々のラボの場合は、ラボにおいて発生するデータ、メタデータの信頼性を保証するということが第一義となるかもしれません。研究領域によっては、同じ領域の研究者間におけるデータ共有やデータの 2 次利用、他の研究者へのデータ提供が重要視される場合もあります。その場合は、データリポジトリにおける研究データとメタデータの管理という意味合いも大きくなります。どちらも同じように「データとメタデータの管理」なのですが、目的が少し異なることが何となくお分かりいただけるでしょうか。

　本書では、実験ノートを主として「①生成されたデータおよびメタデータの管理、②それらをデータセットとしてまとめるまでの加工プロセスとそのデータセットの管理、③解析のプロセスとその結果の管理、そして④結果公表までのプロセスの管理」のための重要なツールとして位置づけています。ここで極論しますと、実験ノートは ELN でなくてはならないとは限らず、場合によっては従来の紙の実験ノートでも十分に用をなすかもしれないということです。では、ELN 導入の意義はどこにあるのでしょうか。詳細は第 3 章で見ていきますが、結論から言えば、ICT 技術の進歩を鑑みれば紙の実験ノートよりも ELN の方が圧倒的に有利だ、ということです。遺伝子研究や地球物理学、宇宙科学の例を見るまでもなく、21 世紀に入り個々の実験で扱うデータは巨大化の一途を辿り、同時にそれを扱う計算機もアプリケーションもパワフルになり、巨大なデータを容易に扱うことができるようになりました。また実験機器自体も高性能化しており、機器が直接にデータをデジタル化して保持し出力できるのは当たり前です。データ発生、出力、加工、解析の過程がシームレスになってきています。

　一方で、このような変化は得られたデータの管理とその後の履歴（監査証跡）を残すことを非常に困難にします。膨大なデータの中からどういう基準でそのデータを選んだのか、あるいは選ばなかったのか、選んだデータにどのような処理を施したのか、統計解析の段階でなぜその統計モデルを選んだのか、モデルの説明変数（独立変数）をどうやって決定したのか、といった情報を従来の紙の実験ノートで管理することはなかなか大変です。ELN に載せてしまえば、そこから先は監査証跡が付きます。もちろん全てのデータとメタデータをELN に載せるわけにはいきませんので、事前にどのデータとどの過程のメタデータを ELNに載せるのか、決めておく必要があります。とは言っても、載せられる情報量は紙の実験ノートよりも ELN の方が圧倒的に多く、いったん取り扱いを決めてしまえば管理は簡便です。この「事前に決める」ということは実は研究のプロセス管理、ひいては研究の品質管理につながります。そのことについては後述します。

コラム ④ 研究データの公正性をめぐる2つの原則

　研究の公正性ではなく、もう少し狭義の概念である研究データの公正性について、ここでは2つの原則を紹介しておきましょう。名前は聞いたことがあると思います。ALCOA++ 原則 [1] と FAIR 原則 [2] です。

　ALCOA++ 原則は、臨床試験において公正性を担保するために研究データが把持すべき要件であり、「帰属性 Attributable・判読性 Legible・同時性 Contemporaneous・原本性 Original・正確性 Accurate」＋「完全性 Complete・一貫性 Consistent・永続性 Enduring・可用性 Available when needed・追跡可能性 Traceable」の頭文字から ALCOA-CCEAT とも表現されます。ALCOA++ 原則は何回か改訂されており、2021年6月の改訂で Traceable が明記されたことに筆者は注目しています。Traceable の考え方はもともと Attributable などの他の要件に含まれていましたが、以下のように明確に定義されました。

　Data should be traceable throughout the data life cycle. Any changes to the data, to the context or metadata should be traceable, should not obscure the original information and should be explained, if necessary. Changes should be documented as part of the metadata (e.g. audit trail).

　データは研究データのライフサイクルを通じて追跡可能でなければならない。データ、前後関係、メタデータのいかなる変更も追跡可能であるべきであり、元データを曖昧にすべきではなく、必要であれば説明されるべきである。変更もメタデータの一部として文書化されるべきである。つまりは監査証跡である（筆者による参考訳）。

　ALCOA++ 原則は、臨床試験の領域におけるデータの公正性のための要件ですが、その中で Traceable は、基礎研究のデータの公正性を考える上でも重要な要件の一つです。

　FAIR 原則は、オープンデータの文脈で用いられる研究データ公開のための概念です。公開用のデータセットとして加工されデータリポジトリ上に掲載されているデータが満たすべき要件であり、「Findable（見つけられる）、Accessible（アクセスできる）、Interoperable（相互運用できる）、Reusable（再利用できる）」という4つの原則から構成されます。

　ALCOA++ 原則は、データの生成から加工、解析、保存までの過程で満たすべき原則であり、FAIR 原則はオープンになった後のデータ管理の原則である、と捉えることもできます。比喩的に表現すれば、発生したデータとメタデータが図書館（リポジトリ）に納品されるまでに満たすべき要件と、図書館に納品されたデータセットが満たすべき要件ということになるでしょう。

　前述の通り、ALCOA++ 原則は臨床試験における研究データの公正性担保のために満たすべき要件ですが、基礎研究の領域においてもこの原則は十分に参考になると思います。ただし、実際の実験の場でデータ管理を実践するにあたって、この原則はあまりにも細かすぎるきらいがあると思われます。では、基礎研究において研究データの公正性を担保するためには最低限どのような原則を守ればよいのでしょうか。それについては、以降の章で検討していきたいと思います。

文献

1）Agency EM. Guideline on computerised systems and electronic data in clinical trials 2021 [Draft] https://www.ema.europa.eu/en/documents/regulatory-procedural-guideline/draft-guideline-computerised-systems-electronic-data-clinical-trials_en.pdf.（2023/7/1 最終閲覧）
2）FORCE11. The FAIR Data Principle.https://www.force11.org/group/fairgroup/fairprinciples.（2023/7/1 最終閲覧）

コラム ⑤　GCP と ER/ES 指針

基礎研究ではなく、人を対象とした研究すなわち臨床試験の領域では Good Clinical Practice（以下、GCP）[1]が国際的に合意された臨床試験の実施に関する基準として定められています（日本では、薬剤・医療機器等において国の承認を得るためのデータを集める臨床試験、いわゆる治験は、この GCP に則って行われることが求められています。治験以外の臨床研究についてはまた別の法律や倫理指針が存在します）。

この GCP にも、臨床試験のデータが満たすべき基準が定められています。一部抜粋します（日本語訳は文献 2 より引用しました）。

5.5.3

When using electronic trial data handling and/or remote electronic trial data systems, the sponsor should：

電子データ処理システム及び（又は）遠隔操作電子データシステムを用いる場合、治験依頼者は、

（c）Ensure that the systems are designed to permit data changes in such a way that the data changes are documented and that there is no deletion of entered data （i.e. maintain an audit trail, data trail, edit trail）.

システムが、入力済みデータを消去せずに修正することが可能であり、また、修正の記録を文書で残すことが可能である（すなわち監査証跡、データ入力証跡、修正証跡が残る）ようにデザインされていることを保証する。

（d）Maintain a security system that prevents unauthorized access to the data.

許可なくデータにアクセスすることを防止するセキュリティ・システムを整備する。

（e）Maintain a list of the individuals who are authorized to make data changes.

データの修正を行うことを許可された者の名簿を整備する。

（f）Maintain adequate backup of the data.

データの適切なバックアップを行う。

つまり、secured data であることと audit trail があることが要求されています。基礎研究のラボにおいても、上記のような取り組みをすることは十分に可能だと考えます。

もう一つ、参考になる指針をご紹介します。平成 17 年 4 月 1 日に厚労省より「医薬品等の承認又は許可等に係る申請等における電磁的記録及び電子署名の利用について」（薬食発第 0401022 号）という通知が出されました[3]。ER/ES 指針とも言われるこの指針は、治験を実施した後に医薬品等の申請等において規制当局に資料を電子的記録により提出

し、またその提出資料の作成にあたって根拠とした原資料を電磁的に保存する場合の要件を定めたものです。参考になる記述を一部抜粋します。

3.1. 電磁的記録の管理方法
電磁的記録利用システムとそのシステムの運用方法により、次に掲げる事項が確立されていること。この場合、電磁的記録利用システムはコンピュータ・システム・バリデーションによりシステムの信頼性が確保されている事を前提とする。
3.1.1. 電磁的記録の真正性
3.1.2. 電磁的記録の見読性
3.1.3. 電磁的記録の保存性

真正性とは、簡単に言えばそのデータが「本物」であるということです。では、本物であることを示すためにはどうしたらよいでしょうか。「これは本物です！」と声高に叫んだところでどうにもなりません。ER/ES 指針ではどのように記載されているか見てみましょう。

(1) システムのセキュリティを保持するための規則、手順が文書化されており適切に実施されていること。
(2) 保存情報の作成者が明確に識別できること。また、一旦保存された情報を変更する場合は、変更前の情報も保存されるとともに、変更者が明確に識別できること。なお、監査証跡が自動的に記録され、記録された監査証跡は予め定められた手順で確認できることが望ましい。
(3) 電磁的記録のバックアップ手順が文書化されており、適切に実施されていること。

つまり、システムの安全性を保持するための手順があり、誰がそのデータを入力し、変更したのか、などの監査証跡があり、データのバックアップがとられている、そしてこれらの手順が文書化されている、ということです。これもラボでの実施を検討できそうです。

見読性とは時間が経っても情報を読めるようにしておくということです。一昔前のフロッピーディスクや MO などはそもそもデータを読み出すデバイスが存在しなくなってきていますね。ラボにおいても、昔のデータが読み出せないということは発生しているのではないでしょうか（かく言う筆者も、学位論文を作成した時の実験の記録やデータのすべてが MO に記録されており、万が一 MO ドライブが壊れてしまえば読み出せなくなっています。早期に他の媒体への移行を検討したいところです）。

また、紙媒体に比べ、電子記録媒体は経年劣化や物理的衝撃に弱いため、保存性の点で問題になります。電子ラボノートを実装する場合、真正性はもちろん求められますが、見読性や保存性も検討する必要がありそうです。なお、見読性や保存性については、各ラボにおける検討事項というより、むしろ機関全体の基盤整備と密接な関連を持ってきます。

文献
1) https://www.pmda.go.jp/int-activities/int-harmony/ich/0028.html（2023/7/20 最終閲覧）
2) http://home.att.ne.jp/red/akihiro/e6_japanese.html（2023/7/20 最終閲覧）
3) https://www.pmda.go.jp/files/000158308.pdf（2023/7/20 最終閲覧）

3-1 電子ラボノート導入の目的

～研究とリスクマネジメント～

　第2章で研究データ管理の目的から見た電子ラボノート（ELN）の位置づけについて考察しました。ここでは、研究データの信頼性保証の観点から ELN 導入について、もう少し考えてみたいと思います。

A Ship in Harbor Is Safe, But that Is Not What Ships Are Built For.
（船は港に停泊していれば安全だが、そのために建造されたわけではない。）

　この格言、冒険や登山の世界ではよく引用されます。誰の格言なのかについては諸説あるようですが、John A. Shedd が 1928 年に出した格言集 "Salt from My Attic" に掲載されているとされています（残念ながら筆者は原典を確認できていませんが、文献 1 が参考になります）。

　船は港を出た瞬間から種々の危険に直面します。悪天候や座礁、戦時中に敷設された機雷、海賊など枚挙にいとまがありません。あるいは船内で予期せぬ疫病が流行るかもしれません。2020 年初春に豪華客船を襲った新型コロナウイルス感染症の例を挙げるまでもないでしょう。それなら、「出航しなければよいではないか」という意見もあるかもしれませんが、それが筋違いなのは自明だと思います。

　海を山に置き換えても同じこと。夏山シーズンになると富士山やアルプスでの遭難事故のニュースを頻回に目にします。高山に限らず、里山であっても道に迷って遭難する危険性はあります。件数でみれば、むしろ高山での遭難より多いと言われています。いずれにせよ、だから「（遭難したくなければ）山に登らなければよいではないか」とはなりません。

　研究の場合も事情は全く同じです。研究不正、あるいは不正を疑われるような行為は、研究を行わなければ発生し得るものではありません。しかし、「であれば研究はしません」と

は当然なりません。研究とは、「私たちを取り巻くさまざまな事象に関して、その成り立ちや理由について真理を捉えて解明したいという、知的な好奇心や探求心からもたらされる活動」[2]です。もちろん、個人の好奇心、探求心からもたらされる活動でもありますが、活動自体は個人レベルにとどまるものばかりでなく、社会の発展に応じて、個人の趣味の範疇を超えて国家戦略に直結するような規模で実施されるものも多くなってきました。その場合、既知、未知を問わずリスクの存在を承知した上で、「船出」しなくてはなりません。

　研究においてもリスクの存在を当然のこととして受け止め、予期せぬ事象が発生した時に適切な行動をとれるように準備することが求められます。ここで「リスク」という言葉について少しだけ補足します。「リスク」は日常的に使われる用語で、「危険性」などと訳されることも多いですが、International Organization for Standardization（以下、ISO）が定義するリスクとは、決して悪い事象のみを指す言葉ではなく、良い事象も含めて「不確かさの影響」のことを言います。研究においては、リスクと言うとQRPなどネガティブな事象が着目されますが、不確かな面があるからこそ大きな飛躍をする可能性も秘めています。その意味で、研究のリスク管理を行うことには大きな意味があると思います。なお、リスクマネジメントはISO31000としてまとめられています。

　「ELNによるリスク管理」と言う場合も、ネガティブな意味とポジティブな意味の両方を持っています。もちろん、研究不正というネガティブリスクへの対応も大きな目的です。ELNをつけることでFFPや限りなくFFPに近いQRPが起こりうる「機会」を減らすという『クレッシーのトライアングル理論』の観点からの意義もあります。また、「機会」を管理することで、FFPに限りなく近いQRPである「二重投稿」や「不適切なオーサーシップ」を除いたQRPの発生を偶然誤差に落とし込むことができます。その誤差が許容範囲を超えれば、プロセス管理の手順を見直していけばよいのです。FFP/QRPに対してプロセス管理で向き合っていけば、研究の品質の向上が期待できます。ネガティブリスク管理がポジティブリスク管理へと変質していくと考えると研究管理に対して前向きに取り組むことができますね。

文献
1）https://quoteinvestigator.com/2013/12/09/safe-harbor/（2023/7/20最終閲覧）
2）日本学術振興会『科学の健全な発展のために』2015年2月

3-2 電子ラボノートで 実現すべき原則

リスク管理の方法としての品質管理、その品質管理を実践するツールとしての電子ラボノート（ELN）にはどのような機能が実装されればよいでしょうか。

第1章 1-6「研究データサイクルと品質管理」で述べましたように、ラボの活動は研究サイクルで表現できます。このサイクルで発生するデータとメタデータの中から「必要」なものを ELN や外部サーバ、クラウド等に格納していきます。必要か否かは、研究の品質を要求されたレベルで担保するために必要かどうかで判断します。そこで重要な考え方が、我々の提唱している「データ管理の三原則」です。

I.　Traceability（追跡可能性）：
　　　結果（論文の図表）から元のデータに戻ること
II.　Reproducibility（再現可能性）：
　　　元データから結果（論文の図表）を導くこと
III.　Process control（プロセス管理）：
　　　ラボにおける実践のプロセス管理
　　　個々の実験のプロセス管理
　　　研究室全体のプロセス管理（スタッフ教育も含む）

研究に対する疑義への対応として最低限必要なことは追跡可能性です。その事象はそもそもどうやって生じてきたのか、それを元データまで追跡できて初めて検証が可能になります。次に行うのは元データから当該事象を再現することです。そして、追跡と再現が可能になるためには、研究のプロセスが管理されている必要がある、という建付けです。もちろん、この三原則を ELN のみで実現しようというわけではありません。ELN を中心として、外部のサーバや測定機に備わっているメモリ、従来の紙の台帳も含めてプロセス管理をすることとなります。

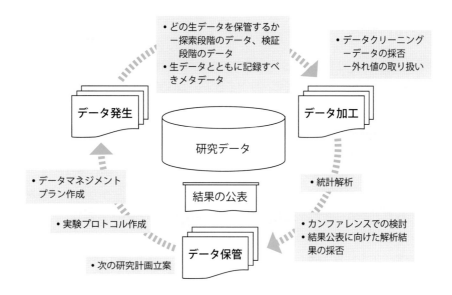

図1　研究データサイクルとメタデータ

　研究データサイクルに関する図を再掲します（図1）。このサイクルに沿って追跡するため必要な最低限の項目は以下のようになるでしょう。

・実験プロトコル
・データマネジメントプラン
・保管すべき生データ
・保管すべきメタデータ
・データクリーニングの方針と実施履歴
・統計解析の方針と解析結果
・結果の検討履歴
・公表内容

　最低限これらの内容が管理できていればよいのではないかと我々は考えます。特に監査証跡が重要な項目については ELN 上に、要所要所での履歴程度でよいものや大きなデータセットは外部サーバやクラウドへの格納にして、そこへのリンクを ELN 上に貼っておくという仕様になると思います。

コラム 6　論文のリトラクトということ

　科学論文は「自浄能力」を持つと言われています [1]。自浄作用の一つの在り方として論文のリトラクト（撤回）が言われます。リトラクトの数は急速に増えており、1975 年から 2012 年までに撤回数はおよそ 10 倍になったと報告されています [2]。撤回数が増えただけでなく、論文発表から撤回までの時間も短くなっていること、撤回を複数回繰り返す著者はごく一部であり撤回が一度だけの著者の割合が以前よりも多くなっていることは、論文の自浄作用を反映していると考えることもできるでしょう [3]。研究者が誠実に RCR を実践しているという前提に立てば、論文撤回の理由の多くはうっかりミスや善意からのデータの変更などを中心とする RCR に近い QRP ではないかと期待します。

　意図的な特定不正行為 FFP については限られた一部の著者が繰り返し不正を働いています。そして、論文撤回の多くは撤回が一度きりの研究者が大半だと言われています。後者の場合、撤回の理由は特定不正行為とは認定されなかった QRP が多く含まれるものと考えられます [3]。もしそうであれば、それらのエラーは何らかの方法で修正し、研究そのものは RCR であったのだと示すべきではないでしょうか。

　しかし、論文を撤回した後、過ちを修正して再度投稿する、という行為を筆者は寡聞にしてあまり知りません。プロセス管理による研究の公正性担保の観点から考えれば、論文の撤回に際してすべきことは、なぜその疑義が生じたのか、その疑義は再現できるのか、それを修正した場合に結果はどう変わるのか、を証拠とともにジャーナルおよびステークホルダーに対して説明することです。論文を再投稿し、受理されれば自らの研究の「公正性」を主張することができます。ただし、再投稿にあたっては、通常 de novo からの論文審査となるため必ずしも受理されるとは限りません。論文の内容が変わることでそのタイトルも変わる可能性があるため、撤回された論文のどれが再投稿まで辿り着いたのかを検証することは、個々の撤回案件毎に研究グループを追跡する必要があり、やや手間がかかります。

　また、論文撤回という行為自体に対する意味付けの変更も必要となります。航空機事故や医療事故の領域ではアクシデントの背後に何倍ものインシデントが存在することが常識とされています。これらの領域では、アクシデントレポートは少ないに越したことはないのですが、インシデントレポートについてはむしろその数が少ないことが問題視されます。インシデントレポートが少ないと、現場が管理されていないのではないか、見落としたインシデントがあるのではないか、と判断される可能性があるのです。さらに、インシデントレポートは報告するだけでは意味がありません。そのインシデントはなぜ発生したのかを考察し、それを基に現場の管理プロセスを見直すことまでが一連の作業となります。

　論文撤回は、現在はアクシデントレポートのように捉えられています。つまり「やってはならないことをやってしまった」「自分の研究業績に傷がつく」というような捉え方です。しかし、研究の公正性を示すのであれば論文撤回の報告はインシデントレポートであ

るべきでしょう。FFP が原因で撤回となった論文に再投稿の道は残されないでしょうが、QRP によって結果が歪んでしまっていた論文については修正して再投稿を目指すことが研究者の「誠実さ」であり、そのような研究活動を RCR と称するのではないかと筆者は考えます。

文献

1）Korpela, K. M. How long does it take for the scientific literature to purge itself of fraudulent material?: the Breuning case revisited. Curr Med Res Opin. 2010 Apr;26(4):843-7.
2）Ferric C Fang, R Grant Steen, Arturo Casadevall Misconduct accounts for the majority of retracted scientific publications. Proc Natl Acad Sci U S A. 2012 Oct 16;109(42):17028-33.
3）R Grant Steen, Arturo Casadevall, Ferric C Fang. Why has the number of scientific retractions increased? PLoS One. 2013 Jul 8;8(7):e68397.

コ ラ ム 7　電子ラボノート（ELN）導入に寄せられる幻想

　2023 年時点における ELN の採用状況は、20 数年前の臨床研究における電子的データ収集システム（Electronic Data Capture System；EDC）の採用状況に酷似しています。当時、製薬企業の『治験』においては、データの品質保証の観点から EDC の採用は着実に進んでいました。一方でその費用の高さ（ひとつの案件で年間数千万円）という理由からアカデミアにおける採用は躊躇する大学が多かったのです。その後 10 年余で価格破壊が起こり、現在はアカデミアの研究費でも治験対応レベルの EDC を利用できる価格（1 案件で年額数十万円）に落ち着いています。場合によっては、システムのライセンス料は機関が持ち研究者はシステム構築やメンテナンス、年間のサポート費用程度でよい、としている大学も多くあります。

　価格面が解決しても、なお克服すべき壁がありました。それは個別の臨床研究への実装です。EDC の選定や構築のスキルは教えてもらうことができますし、いったん EDC にデータを入力してしまえば、そこから先は自動的に監査証跡が付きます。それでも臨床試験の品質に疑義が突き付けられ、その疑義に満足に回答できなかった臨床研究がいくつもありました。2018 年の臨床研究法施行のきっかけとなったディオバン事件がその筆頭と言えるでしょう。EDC を実装すれば臨床試験の品質が保証されるのではなく、EDC を使って臨床試験全体の品質管理を行う方法を構築していかなくてはならなかったのです。

　実際に EDC を導入する際には、研究支援者側、研究者側それぞれで事前に検討しておくべき事項があります。研究支援者側であれば、その大学で主にどのような臨床研究が行われているのか、大学内でデータ管理の実務まで実施するのか、外注するのか、モニタリングや監査についてはどうするのか、などです。その実態に照らして仕様を決め、最適な EDC を選定すると同時に、それを使いこなすための業務手順書を作成し、研究者の教育ツールを準備することになります。

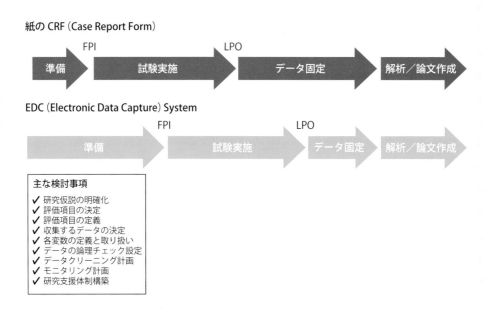

紙の CRF（Case Report Form）

| 準備 | 試験実施 | データ固定 | 解析／論文作成 |

FPI　　　　　　　　　　LPO

EDC（Electronic Data Capture）System

| 準備 | 試験実施 | データ固定 | 解析／論文作成 |

FPI　　　　　　　　　　LPO

主な検討事項
- ✓ 研究仮説の明確化
- ✓ 評価項目の決定
- ✓ 評価項目の定義
- ✓ 収集するデータの決定
- ✓ 各変数の定義と取り扱い
- ✓ データの論理チェック設定
- ✓ データクリーニング計画
- ✓ モニタリング計画
- ✓ 研究支援体制構築

図1　紙の CRF を用いた場合と EDC を用いた場合の臨床試験のロードマップ概略

　研究者側では、個別の臨床試験について研究仮説の明確化とその仮説を検証するのに必要なデータおよびメタデータの同定という作業が発生します。具体的には、その研究でどこまでデータを収集するのか、そのデータにどれくらいの精度を求めるのか、エンドポイントの定義とそのデータセット化はどうするか、等々の検討を事前にしっかりと行うことが必要となります。紙の調査票を用いていた時には、この検討を最後の症例が終わって（Last Patient Out；LPO）から実施しても人海戦術で何とかなりました。その代わり、LPOからデータ固定までに多大の時間を要していました。EDC の利点として挙げられることに「LPO からデータ固定までの時間の大幅な短縮」（図1）があります。それがアカデミアにおける EDC 導入のモチベーションの一つでもありました。ただし、そこには EDC をどのように用いるかということについて研究支援者および研究者が事前に詳細に検討しているという前提が隠れています。事前検討が不十分なままに EDC を利用しようとすると、EDC のセットアップの手間ばかりが増え、さらに最終固定されたデータセットの不備の修正に大幅なリソースを割かれ、結局のところ時間短縮にはつながらないということになりかねません。EDC がアカデミアに導入されて 20 年近くになろうとしていますが、一部ではいまだに「EDC は不要だ」「EDC はそれほど役に立たない」という議論がなされているのは、こうした事情が背景にあるためです。「不要」なのではなく、使いこなせていないだけということが分からないのかもしれません。

　現実的には、実際の臨床試験への EDC 実装にあたり、研究者の自助努力のみでは困難であり、研究支援者側のバックアップが必須となります。研究者を支援しながら、研究仮説や収集データ、エンドポイント、解析計画など全体像を俯瞰し、どのステップにどのような作業が必要か、それを EDC でどのように実現するかを事前検討することで、初めて研究の質が上がります。もし研究終了後に疑義が生じたとしても、事前に全体像が把握で

きていれば、どの段階で何が起きたのかを追跡することができ、それが不正に当たるのか否かがはっきりします。不正でなければしっかりと修正して再度論文として世に問うことが可能となります。これが、臨床研究支援センターとして我々が20年に渡ってまさに実施してきた歴史でした。

　ELNも同じ状況にあります。数年前までは、見積りを依頼するとサーバの構築等の初期費用と年間のライセンス使用料で最低数百万円から数千万円という金額（ラボの規模に依存）が普通に提示されていました。企業において研究データの品質保証が絶対に必要という条件があれば採用の判断も可能かもしれませんが、アカデミアでの実装はほぼ不可能でした。最近は、ここ数年のクラウド環境の整備とシステムそのものの価格低下もあり、1ユーザーあたり年間数万円のライセンス使用料と初期費用としてのPCあるいはタブレット端末の購入で導入が可能となってきています。ただしEDCと同様に、ラボへの実装にあたっては研究支援組織のバックアップが必要であろうと推測されます。

　以上より、EDCとELNに共通することは、実装に際しての「プロセス全体の理解の必要性」です。臨床研究も基礎研究も、個々のプロセスを取り出してみれば、その取り組み自体は決して難しいことでもなく、研究支援者も研究者もこれまで散々やってきたことです。それを、最後の最後にまとめてやるのか、ひとつのプロジェクト（研究）が開始される時に事前に実施するのかの違いに過ぎません。つまり、EDCもELNも「実装したら手間が減る」というものではないのです。「そういうことであれば、実装する意味はないよね」と思うかもしれませんが、そうではありません。事前にプロジェクト全体を把握し、そのプロセスを管理できる体制を構築する、つまりガバナンス体制を整備するということは、研究の品質向上に直結します。品質管理されたデータであればこそ、オープンサイエンス、オープンイノベーションに資することができるのです。また、ここまで度々説明してきましたように、プロセス管理をすることで『クレッシーのトライアングル理論』における「機会」をコントロールすることができます。つまり、FFP/QRPの抑制にもつながるということなのです。

　図1に示しましたように、紙の症例報告書（CRF）を用いてもEDCを用いても、実際の試験実施期間（最初の症例が入ってから最後の症例のデータ収集が終わるまで、つまり、FPI［First Patient In］からLPOまで）における時間は同じです。また、固定されたデータセットを用いて行う統計解析から論文作成までの時間も同じでしょう。大きな違いは、LPOからデータ固定終了までの時間です。この部分は圧倒的にEDCを用いた場合の方が短くなります。ここだけを見て「EDCを導入すればすぐに臨床試験の時間が短縮できる」と勘違いする人が昔はいました。実際には、一つの臨床試験を実施するのにかかる時間は、紙のCRFを用いてもEDCを用いても大差ないのです。

　臨床試験を実施する際には種々の準備が必要です。図1の左下の四角枠の中に主な検討事項を列挙しました。データ収集ツールが紙のCRFであってもEDCであっても、これらの事項は試験開始前にしっかりと準備する必要があります。ただし、紙のCRFで研究を

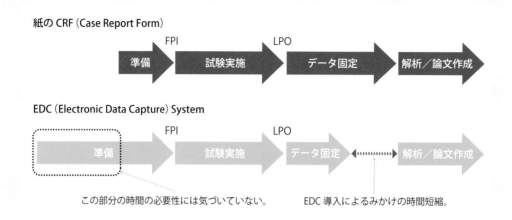

紙の CRF（Case Report Form）

準備　→　試験実施　→　データ固定　→　解析／論文作成

FPI　　　　　　　LPO

EDC（Electronic Data Capture）System

準備　→　試験実施　→　データ固定　⇠⋯⋯⇢　解析／論文作成

FPI　　　　　　　LPO

この部分の時間の必要性には気づいていない。　　　EDC 導入によるみかけの時間短縮。

図2　なかなか気づかれない EDC における事前の準備の存在

実施する場合、いくつかの項目は試験を走らせながら検討することができます。例えば、収集するデータに関する論理チェックは、紙の CRF では事前に組み込むことができないので、試験開始前にはデータに関する論理チェック内容を決めることはしません。EDC では、事前に論理チェックをシステムに組み込むことができるので、データ固定の手間を省略するためにも多くの変数に論理チェックを設定していきます。つまり、事前にすべての変数について「これはこのように取り扱う」という決まりを設定していくのです。

　例えば、糖尿病の指標に血糖値と HbA1c があります。これを入力者が取り違えて、血糖値の項に HbA1c の値を、HbA1c の項に血糖値を入力（記載）してしまうことが散見されます。EDC であれば、「血糖値＞ HbA1c」「10 ＜血糖値＜ 1,000」「3 ＜ HbA1c ＜ 30」などのレンジチェックをシステムに組み込むことができます。そのおかげで、LPO 後のデータ固定作業がかなり楽になります。

　紙の CRF の場合、収集項目にあらかじめ設定されていないことであっても重要なことであれば「余白」に記載することができます。もちろん、EDC に「余白」はありません。LPO 後の時間が短縮できる分、事前の詳細な準備が要求されるのです（図2）。その部分をあまり考えずに、EDC を用いる臨床試験なのに事前の準備不足がたたって「この EDC は使いにくい、紙の CRF の方が小回りが利いてよい」となってしまった事例も見られました。図2には「みかけの時間短縮」部分があります。EDC を用いることによるデータ固定についての時間短縮部分です。前述しましたように、EDC では事前準備に時間がかかる分、試験全体の時間については明確な時間短縮は期待できないということなのです。もちろん、EDC を用いて様々な臨床試験を経験していくうちに事前準備に関するノウハウが蓄積され、結果として効率よく試験を実施できるようになりますので、最終的には時間短縮につながっていきます。

第2部
電子ラボノート実装ガイドライン

4-1　概略

　「我々も電子ラボノート（ELN）を導入したいので、一度お話を伺いたいのですが」という問い合わせを頂戴することがあります。その時には、ざっくばらんに以下のようなことを確認しています。

- ・施設におけるデータポリシーはありますか？
- ・ELN を導入するのはラボ単位ですか？ 機関 / 大学単位ですか？
- ・予算はどの程度確保できるのでしょうか？
- ・研究領域はどの程度の広がりがありますか？
- ・どのレベルで ELN の利用状況を管理しようと考えていますか？
- ・関係各所（ステークホルダー）の洗い出しは済んでいますか？
- ・関係各所との連携は構築可能でしょうか？
- ・導入するラボにおける研究サイクルの「見える化」はできますか？
- ・導入する際の教育プログラム（導入教育）の作成が必要です。
- ・継続して利用するための教育プログラム（継続教育）も必要です。

　いかがでしょうか。研究支援者として、あるいは研究者としてこのような質問に答えられるでしょうか。

4-1-1　一般論とその適用ということ

　当たり前のことではあってもなかなか自覚できないことがあります。

　品質管理について言えば、一般的な方法論は教えてもらうことができますが、個別具体の対象を管理する方法は自ら構築する必要があります。でもそのことがなかなか理解できません。教わったそのままにやろうとすると「上手くいかない」「どうやったらよいか分からない」

とお手上げ状態になってしまいます。そして「チェックリスト化して欲しい」という要求が上がってくることになります。

　チェックリストは、背後にある理念・概念が理解できていれば有効に利活用できますが、そうでなければチェックリストを埋めることだけに意識が向いてしまいます。そのリストによって何を達成すべきかということを理解できていないことから、そもそもの目的が達成されないということになりがちです。

　前節のコラム 7 でご紹介しましたが、臨床試験における EDC 利用についても同じです。EDC の選定や構築については教えてもらうことができます。いったん EDC にデータを入力してしまえば、入力したデータに関しては自動的に監査証跡が付きます。しかし、それだけで満足なデータ管理ができるようになるわけではないのです。臨床研究支援組織として、機関 / 大学内の臨床試験をどのように支援し、管理したいのか。研究者として自分の臨床試験をどのようにハンドリングしたいのか。そういう「全体像」を最初に把持しておかないと EDC を導入しても、従来の紙の調査票による臨床試験と比較して各段に品質が向上する、などということはありません。

　EDC を使って実際に臨床試験データを管理する具体的な方法については研究支援者であっても研究者であっても自ら構築する必要があります。もちろん、研究支援者は研究者に対して種々の教育やノウハウを提供します。研究者側は、方法の詳細まで理解する必要はありませんが、その概念は理解しておく必要があります。そうでないと、自分たちが何をすればよいのか、今自分が実施していることの目的は何なのかということが分かりません。それをしてこなかったからこそ、EDC がアカデミアに導入されて 20 年近くになろうとしているのに一部で「EDC はあまり便利ではない」「何でこんなに面倒なことばかり…」という印象を持たれているのです。ELN や EDC の導入の仕方、使い方に共通することは「事前にプロセス全体を検討することの必要性」です。

　あるいは、研究倫理教育における問題についても同じ構図が認められます。研究倫理に関する知識、不正の事例は教育プログラムで学べます。しかし、倫理的な、あるいは公正な研究をどのように行うか、という問いに対しては「がんばっています」と言うしかありませんが、それでは答えになっていません。「自分たちはこのようにして責任のある研究活動を実施しています」と明確なエビデンスを伴って主張できるようになるべきなのです。そのための方法論の一つが研究データの品質管理です。

4-1-2　研究支援者として提供する研究基盤のレベル

　研究支援組織の立場であれば、ELN を導入することで機関 / 大学内にどのようなサービスを提供しようとしているのか、その結果として何を実現しようとしているのか、ということを事前に検討する必要があります。例えば、研究者に対してとりあえず研究データを管理

する基盤を用意することのみを検討しているのか、それとも研究データ管理基盤を積極的に使ってもらって各ラボの研究データ管理まで行いたいのか、など種々のレベルがあります。

　前段階の検討事項として、ELN の実装を個々の研究管理を主目的として整備するのか、それとも ELN をオープンサイエンス・オープンデータ・オープンイノベーションまで見据えた研究管理基盤の中に位置づけて整備するのか、ある程度方針を明確にしておくことが必要です。将来的には後者の取り組みが必要となることが予想されますが、ここでは個々の研究管理を主目的とした ELN 実装を考えるという立場で検討していきます。

ELN 導入に伴う研究データ管理について簡単にレベル分けしてみました。

（レベル 1）研究データ管理目的の ELN の整備のみ
　　希望する研究者は ELN を利用することができる。
　　ラボでの従来の研究管理方法（紙の実験ノート等）を制限するものではない。
　　利用者には個別に相談に応じる。

（レベル 2）整備した ELN の提供
　　研究者（全員）にアカウントを配布する。
　　機関内における「研究者」の定義が必要である。
　　利用者には個別に相談に応じる。

（レベル 3）ELN の利用促進
　　アカウント配布とアカウントのアクティベートまでを確認する。
　　機関内における「研究者」の定義が必要である。
　　利用に必要な研究者教育（導入研修、継続研修）のコンテンツも準備する。

（レベル 4）ELN の利用管理
　　アクティベートされたアカウントの利用状況を把握し、さらに利用を促進する。
　　機関内における「研究者」の定義が必要である。
　　学外の共同研究者の取り扱いの規則も必要である。
　　利用に必要な研究者教育（導入研修、継続研修）のコンテンツも準備する。

　レベル 1 は、ELN の利用環境だけは整備しておいて、希望する研究者にのみ個別に対応するというものです。そして、各ラボにおけるこれまでの研究管理の方法をそのまま継続することには制限を設けません。なお学内からの問い合わせに個別に対応するので、その研究者が本当に当該機関に所属している研究者なのか、などの確認は問題なくできます。利用開始に至る支援や利用方法の教育なども個別に対応可能です。

　レベル 2 になると、当該機関で対象となる全研究者にアカウントを配布するので、そもそも「研究者」とはどの範疇を指すのか、の確認から始まります。「研究者」の定義は予想外に困難を伴います。常勤の研究者は問題なくアカウント配布の対象になりますが、年に数回来るだけの非常勤の先生の扱いはどうなるでしょうか。あるいはクロスアポイントで複数の機

関／大学に籍を置く人の扱いはどうするのでしょうか。大学院生は？研究生は？と、疑問が沸いてきます。また、当該機関におけるどの部門の研究者をELN利用の対象とするのか、ということも検討事項となります。総合大学であれば、理工系、生物医学系のみならず人文・社会科学系の研究者も対象となるかもしれません（筆者が視察した海外の大学では全学の研究者をELN利用の対象としており、利用率は芸術系学部が一番高くなっているという実態を見せてもらいました。どうやら、思いついたアイデア等をどんどんELNに載せていっているようです）。

　レベル3では、さらに利用状況管理と利用に必要な研究者教育（導入研修、継続研修）のコンテンツ整備が入ってきます。コンテンツは種々の利用形態を想定して作成する必要があります。

　レベル4は、さらに活発なELN利用が想定されます。この段階になると、学内のみならず共同研究者に入っている学外の研究者のアカウントも検討すべきかもしれません。また、機関／大学全体の研究基盤との連携も積極的に整備する必要が出てくるでしょう。

4-1-3　ステークホルダーの確認

　ELN導入は研究支援組織だけでは実施できません。機関／大学内の関係各所との協力と連携が必要です。おおよそ以下の部署が考えられます。それぞれの機関／大学において確認してください。

- ・大学執行部
  （理事長／学長／大学院長／研究担当副学長／研究担当副大学院長／学部長／図書館長等）
- ・全学の組織
  （研究推進部門／知的財産部門／産学連携部門等）
- ・事務部門
  （教育・学生支援部門／法務部門／人事部門／財務部門）
- ・大学図書館
- ・情報基盤センター
- ・研究主宰者（PI）
- ・研究者
- ・指導教員
- ・院生／学生

4-1-4　研究者の立場から

　研究者であれば、自らのラボにおける個々の実験プロセスを取り出してみれば、自分のラボのプロセス全体を大まかに把握することにそれほどの困難はないでしょう。例えばご自身

がラボに初めて配属された時のことを思い出してください。以下のようなことを先輩方から
教えてもらったはずです。

1）指導してくれる先輩の紹介と研究テーマの設定

2）ラボの決まりの説明

　・実験ノートの配布と記載の仕方

　・試薬の場所と管理（残りが少なくなったら注文する、等）

　・実験動物の管理

　・共用実験機器の取り扱いと記録

3）ラボにおける研究の年間計画と自分の実験計画の把握

4）ラボのこれまでの成果の把握（出版されている論文等の確認）

5）研究費の獲得の仕方と使い方

6）研究計画書の書き方（テンプレートの有無）

7）実験で発生したデータの保管と加工

8）ラボミーティングでの発表

9）学会発表の準備

10）論文作成と投稿

　このようなことを日々教わりながら、次第に独り立ちした研究者になっていったことと思
います。あるいは、新しいスタッフがラボに来た時に、上記のような項目を先輩として教育
する、ということをしてきていると思います。上記の項目の多くの部分を ELN に載せるこ
とが可能です。もちろん、すべてを ELN に載せる必要はありません。ELN を含めてデータ
管理基盤を導入するということは、これら一つ一つの過程を標準化できる部分と標準化しに
くい部分とに分け、標準化できる部分をテンプレート化して共有できるフォーマットに落と
し込むという作業に他なりません。もちろん、標準化できない部分は別途、管理する方法を
規定することになりますが、それは ELN の外で行われることが多いです。

　そう考えると、ELN 導入の取り組み自体は決して難しいことではなく、これまでラボで
実践してきたことを「見える化」する作業に他ならないということが分かるでしょう。従来
の紙の実験ノートでも同じことで、厳格なラボであればその使い方に関する教育が厳しくな
されます。反対に、実験ノートの使い方を研究者自身に一任するラボもあるでしょう。どち
らが良い、というわけではありません。ELN 導入の目的とラボの標準的なメタデータ管理
が明らかになっていれば、実験ノートの使い方を研究者に一任しても、おおよそ必要な項目
は満たされます。ただし、ELN を導入する際には、運用と研究サイクルについてラボ内で
ある程度しっかりと標準化を行っておく必要があります。なぜなら、紙の実験ノートと比べ
て ELN は後でその構造を変更することが困難だからです[注]。

　ここまで、ELN を実装すること、あるいは紙の実験ノートから ELN に変更することには
それほどの困難性はないことを強調してきましたが、一つ勘違いしてはならないことがあり

ます。これまでに紙の実験ノートで研究管理ができていなかったラボが、ELN を実装したら簡単に研究管理、研究データ管理ができるようになるわけではない、ということです。

注： 「ELN は後でその構造を変更することが困難」としたのは、機関／大学側など研究を管理する側の都合という意味合いが強いです。ある研究室が教授の退職とともに閉鎖されるという状況を考えてみましょう。

　研究室がクローズしたとしても、大学にはその研究室で行われていた研究の記録を保管する義務が引き続き残ります。もちろん、日々その記録を確認するというわけではありませんが、後日、研究に対する問い合わせ、疑義があった際には、大学もそれに対応する必要があるのです。場合によっては何らかの「証拠」を提示する必要に迫られるかもしれません。その時に、ELN の構造がある程度決まっていないと、そのラボのデータを保管・管理していた大学であっても ELN の中身を調査することはかなり困難な作業となります。

　このあたりについては、実は紙の実験ノートの方が対応が楽です。それこそ「パラパラ」とめくればある程度探ることができるからです。ELN の場合はそうはいきません。別途定めてあるはずの手順書を見ながらフォルダの深い階層を探ることになります。その際に、手順書とは大きく異なる構造に変わってしまっていたらお手上げです。

　あるいは、ラボの責任者がスタッフのノートを確認する時も同じことが言えます。紙の実験ノートなら該当する日付の部分を開いてみれば一目で把握できます。ELN の場合、構造を決めておかないと記録内容を確認するのに多くの手間がかかります。「確認に手間がかかる」ということは、それだけ不正の温床である「機会」を放置してしまうことにもつながりますね。

　また、ELN は紙の実験ノートに比べてはるかにたくさんのデータを格納できますし、外部とのリンクも縦横に張ることができます。それを第三者が把握するのは、物理的にも大きな労力を必要とします。ELN の構造をあらかじめ決めておく必要がある理由は、そのようなところにあります。

4-2 電子ラボノート実装前の準備
～研究機関および研究支援者側で確認すべきこと～

電子ラボノート（ELN）導入に向けて、研究機関および研究支援者側で確認しておくべき項目を整理します。

4-2-1　各機関 / 大学における研究データポリシー、研究ガイドラインの確認

第6期科学技術・イノベーション基本計画において、「付加価値の高い研究成果とイノベーションの創出を目指す政策」として、機関リポジトリを有する全ての大学・大学共同利用機関法人・国立研究開発法人について2025年までにデータポリシーの策定を行うこととされています。それを踏まえて、2023年春の段階で国立研究開発法人については、すでに内閣府がデータポリシー策定のためのガイドラインを公表し、データポリシーの策定を進めている状況にあります。大学についてはアカデミア関係者が自発的に検討を行い、大学ICT推進協議会が「大学における研究データポリシー策定のためのガイドライン」[1]を2021年7月に公表しました。このガイドラインでは、ポリシーの基本的な考え方として①オープンサイエンス、②機関のコンプライアンス対応、③両者の折衷案、の3つを想定しています。多くの機関 / 大学では③の立場で作成されていると思われます。あなたの所属する機関 / 大学ですでに研究データポリシーが整備されているかもしれません。ぜひ確認してください。

また、多くの機関 / 大学では、文部科学省から発出されている2つのガイドライン[2,3]を基にして独自の研究ガイドラインを策定しています。その内容も確認してください。特に確認すべきは当該機関 / 大学で実施された研究のデータの帰属と実験ノートの取り扱いです。

4-2-2　機関 / 大学内ステークホルダーの確認

ELN導入に際して、機関 / 大学内のステークホルダーを洗い出します。洗い出しにあたっては、全学で同じELNを導入するのか、学部単位での導入か、あるいは研究室単位なのかによってステークホルダーの顔ぶれが決まってきます。全学で同じシステムを導入する場合

は、前節で挙げたようにかなり多くのステークホルダーが参画することになります。ステークホルダーの洗い出しについては委員会とワーキンググループを設置して数ヵ月から１年、２年がかりで議論を進めていくことになります。

- 大学執行部
  （理事長／学長／大学院長／研究担当副学長／研究担当副大学院長／学部長／図書館長等）
- 全学の組織
  （研究推進部門／知的財産部門／産学連携部門等）
- 事務部門
  （教育・学生支援部門／法務部門／人事部門／財務部門）
- 大学図書館
- 情報基盤センター
- 研究主宰者（PI）
- 研究者（ラボスタッフ）
- 指導教員
- 院生／学生

ラボ単位で導入するのであれば、ステークホルダーは図書館、情報基盤センター、研究支援組織、研究主宰者、研究者（ラボスタッフ）、院生くらいに収まるでしょう。いずれにしても、機関／大学におけるどこかの組織が音頭を取って進めていく必要があります。

4-2-3　データポリシーを踏まえた上でのデータ管理レベルの設定と基盤整備

ステークホルダーによる議論の中で、データ管理レベルをどの程度に設定するのかについて検討する必要があります。データ管理基盤を整備したとしても必ずしも全研究者のデータ管理を機関／大学で一意に行うとは限らないからです。前節の 4-1-2 では以下の４つのレベルを想定しました。

（レベル１）研究データ管理目的の ELN の整備のみ
　　希望する研究者は ELN を利用することができる。
（レベル２）整備した ELN の提供
　　研究者（全員）にアカウントを配布する。
（レベル３）ELN の利用促進
　　アカウント配布とアカウントのアクティベートまでを確認する。
（レベル４）ELN の利用管理
　　アクティベートされたアカウントの利用状況を把握し、さらに利用を促進する。

レベル１の場合、研究データ管理基盤を利用するかどうかは、研究者に一任されます。従来通り、紙の実験ノートで運用し、ELN は使わないという選択肢もあり得ますから、利用しない研究者の存在を見込んでデータリポジトリの容量を小さく見積もることができます。

　レベル 2 の場合、全研究者にアカウントを配布しますが、それを使うかどうかはやはり研究者に一任されます。レベル 1 とレベル 2 の違いは、最初に確保すべきデータ保存領域の大きさと契約ライセンス数にあります。実装にあたって全研究者に最低限のデータリポジトリ領域を確保する必要があります。

　レベル 3 は配布したアカウントのアクティベートまでを研究者への要求事項とするものです。機関 / 大学としては、データの信頼性保証に関して最低限の義務は果たした、という建付けになるでしょう。

　レベル 4 は機関 / 大学として各ラボのデータ管理状況を間接的にモニターすることが可能というレベルです。もちろん、データの中身そのものを見るわけではありませんが、いつ、誰が、どのデータにアクセスした、というような監査証跡は確認することが可能です。もし、当該機関 / 大学の研究に対して何らかの疑義が寄せられた場合、機関 / 大学としてもエビデンスを揃えることが可能になります（もちろん、個々の研究者のノートを閲覧するにあたっては、どのような要請によって誰の許可を得て誰が調査を行い誰に報告するのか、という手順も整備しておく必要があります）。また、ELN 利用者からの種々の問い合わせに積極的に対応し、その内容を維持教育に反映させたり、ELN の利用手順等を更新したりします。

　我々研究グループが視察した大学では、米国ハーバード大学はレベル 3 の管理を、オーストラリアのシドニー大学、ニューサウスウェールズ大学はレベル 4 の管理を行っていました。

　なお、どのレベルで管理する場合でも事前に「研究者」＝アカウントを付与する対象の定義が必要になります。その機関 / 大学に正規のポジションがある研究者についてはあまり迷うことはないでしょう。では、以下のような研究者はアカウント付与やアクセス管理、ノート管理の対象になるでしょうか。

　　①客員研究員や非常勤研究員
　　②当該研究において共同研究者になっている学外研究者
　　③クロスアポイントで複数の機関 / 大学に籍のある研究者

　いずれも研究を遂行する上では ELN の当該研究部分にアクセスする権限が必要になると思いますが、無制限にアクセスできるのではなく、ある程度の制限を設定することを検討しなくてはなりません。また、アカウントを付与するということは、そのアカウントの維持費用などはその機関 / 大学が負うことになります。それも加味して、外部研究者のアカウントをどこまで認めるのか、ということを事前に考える必要があります。

4-2-4　当該機関 / 大学で実施される研究の種別の確認

1）ELN を実装する範囲の確認
　範囲というのは、全学で実装するのか、学部単位なのか、ラボ単位なのか、ということで

す。全学であれば、ありとあらゆる情報が ELN に載ってくる可能性があります。範囲が狭くなればなるほど、ELN に載せるべきデータの種類は限られてきます。

ELN を全学で実装するということはありうるのか、という質問が来そうですが、実際に視察した海外の大学では、生物医学系でよく使われる商用の ELN を全学で採用しており、芸術系の学科で利用割合が大きいという状況に遭遇しました。自分のアイデアを、その時の条件（どんな時に思いついたのか、誰と議論していたのか、どのようなマテリアルで検討していたのか等）とともに記録しておくのに有用なのだそうです。この場合、ELN の利用条件は比較的緩く設定しておく必要があるでしょう。

医学部、薬学部の基礎系のラボでの実装を考えるのであれば、ELN で扱うデータはかなり絞り込むことができます。同じ医学部、薬学部であっても人を対象とする研究を行う研究室も利用するということであれば、ELN で扱うデータの把持すべき条件が変わってきます。例えば、より厳密に元データまで辿れること（Source Data Verification；SDV）や、データとメタデータの監査証跡も高いレベルで要求されるかもしれません。

2）踏まえるべき指針等

どの研究領域で ELN を用いるのかということに応じて、参照すべき指針等が決まってきます。ここでは医学系、特に人を対象とした研究を行う場合を例に挙げます。

人を対象とした研究（いわゆる臨床研究）が実施されるのであれば、「臨床研究法」や「人を対象とする生命科学・医学系研究に関する倫理指針」で要求されていることは確認する必要があります（治験の場合は、「薬機法」［「医薬品、医療機器等の品質、有効性及び安全性の確保等に関する法律」］という法律と、これに基づいて国が定めた「医薬品の臨床試験の実施の基準に関する省令」に定められていることを確認する必要があります）。

その他、個人情報保護法も参照する必要があるでしょう（ただし、本ガイドラインでは具体的には取り上げません）。

3）研究者教育の整備と実施

ELN の導入前と導入後を想定して、利用者に対する教育プログラムを作成しておく必要があります。

導入前に関しては、ELN を導入することの意義や導入によって何を実現しようとしているのか、など理念に関わる部分をしっかりと伝えるような内容になっているとよいと思います。本書の第 1 部はそのための一般論という位置づけでもあります。

4）ELN の要件、選定、費用

この 2、3 年におけるデータ管理の現状を見ていると、あえて商用の ELN を導入する意義は薄くなってきているように感じます。

　そもそも、商用 ELN についても、この数年大幅な「価格破壊」が進んできていました。10年前であれば数百万円からの費用が必要だった商用 ELN ですが、現在は 1 ライセンスあたり年間 2 ～ 3 万円程度に落ち着いてきています。とは言っても、10 名規模のラボであれば年間の使用料で 20 ～ 30 万円というコストはバカになりません。また、商用 ELN の製品は互換性がありませんので、何らかの理由で ELN を乗り換える場合、過去のノートを新しい ELN に載せるということはほぼできないと考えた方がよいでしょう。商用 ELN のひとつの利点は、その研究領域に特化した商品が存在するということです。例えば、化学式、構造式のデータベースとリンクしていて、それらをノート上で自由に使えたりします。

　クラウドの低価格化という背景を踏まえて、大学が監査証跡のあるデータリポジトリ環境を整備してくれるのであれば、それを利用して同等の機能を確保できるようになってきています。例えば、国立情報学研究所の提供する GakuNin RDM（データリポジトリ基盤であり容量の制限はあるが現時点では無料で利用可能）を利用すれば、ゼロ円から整備が可能です。もちろん、初期の構築や使用環境のメンテナンスに関わる人的、物質的リソースはかかります。また、このような汎用のデータリポジトリを利用する場合、商用 ELN と比較して研究支援者側での準備の手間は増えます。アカウントを発行して「はいどうぞ、お使いください」というわけにはいきません。

　機関 / 大学でフォルダ構造をある程度しっかりと定める、あるいは定めないのであれば、各ラボでの運用手順を明文化して提出してもらい、それを保管・管理しておく手順を検討すべきでしょう。ELN へのアクセス権限の設定も重要です。どのような権限レベルを設定し、誰にどの権限を付与するのかということも決めておく必要があります。このように、汎用のデータリポジトリは実は手間がかかりますが、PC のアプリケーション等に依存せずにリポジトリを利用できるという利点はあります。

　筆者としてはラボ単位での実装であればその領域に特化した商用 ELN の利用、機関 / 大学単位での実装であれば監査証跡のあるデータリポジトリ環境の構築がよいのではないかと考えます。ただし、監査証跡のあるデータリポジトリ環境での構築の場合は研究者にも研究支援者にも研究データの品質保証に対する一定の理解が必要となります。また、研究機関の支援センターに「環境を作ってもらう」だけでは不十分で、それを適切に利用するための研究者教育が必要となりますし、そもそも誰が教育するのか？という問題も発生します。

文献

1）大学 ICT 推進協議会『大学における研究データポリシー策定のためのガイドライン』2021 年 7 月 1 日 https://rdm.axies.jp/sig/70/（2023 年 7 月 25 日最終閲覧）
2）文部科学大臣決定『研究活動における不正行為への対応等に関するガイドライン』平成 26 年 8 月 26 日
3）文部科学省『研究機関における公的研究費の管理・監査のガイドライン』令和 3 年 2 月 15 日（2014 年 2 月 18 日改正）

4-3 ラボへの実装に際して
～研究者の作業～

　ここでは電子ラボノート（ELN）導入にあたって研究者側で確認すべき事項を簡単にご紹介します。

4-3-1　機関 / 大学およびラボにおける既存の規定の確認

　まずは、機関 / 大学における研究ガイドライン等を確認してください。必ず何らかの手順書やガイドラインがあるはずです。例えば、「発生したデータの帰属」、「データの取り扱いや保管期間」などの決まりなどです。

　研究によっては共同実験設備を使うような場面もあります。特に再生医療実験、動物実験、遺伝子組換え実験、病原体を扱う実験、放射線取扱実験、などは共用の実験設備を利用することが多いと思います。そのような施設にも手順や取り決めがあります。誰が、いつ、どの機器を利用したのか、試料として何を持ち込んでどういう実験をしたのか、などの記録を付けたり、出力された結果をその施設のサーバ内に保管する、といったことにおいて各々手順があり、種々のメタデータとともに記録が残されます。当該ラボで共用実験施設を利用する時はどのような手順に従って利用しているのか、ということを確認してください。

　廃棄物の取り扱いについても手順があるはずです。ラボでどのような物質を扱って、それをどのように処理して廃棄しているのか、という手順があり、その記録が付けられていると思います。さらに、長年に渡るラボの活動の中でラボ内における種々の手順書、取り決めなどがあるはずです。

4-3-2　ラボにおける研究活動の把握

　ラボでは年間計画が設定され、その中で各プロジェクトの計画が策定されていると思いま

す。各プロジェクトは単年で終わるものばかりとは限りません。多くは若干のブラッシュアップとともに翌年度に持ち越されていきます。自らのラボの研究サイクルを確認するようにしましょう。

　また、本章 4-1 における「研究者」の定義と同じことを、各ラボにおいても検討しておく必要があります。そのラボの正規のスタッフについては迷うことはないと思います。いわゆる実験助手と呼ばれる人たちにもアカウントを付与すべきでしょう。では、実習で回ってきた学生や短期留学で数ヵ月だけいる留学生はどうでしょうか。企業から出向して来ている人はどうでしょう。特に企業からの出向の場合、得られたデータの帰属も含めてあらかじめしっかりと契約で定めておく必要があるかもしれません。

4-3-3　ラボにおける研究活動の領域および発生するデータの種類とその構造の把握

　日々の研究の中でどのようなデータがどのタイミングで発生するのか、発生したデータをどのように管理しているのか、生データを加工して 2 次データにする過程は誰が管理しているのか、などの状況を把握しておく必要があります。

　生データを加工して 2 次データにする過程、2 次データを用いて解析する過程などは個人の PC の中で処理されている場合が多いのではないでしょうか。その場合、それらの過程における監査証跡が不完全になりがちです。ELN を導入することで、その不完全性をある程度解消することができます。ただし、すべてのデータ / メタデータを ELN に載せることは不可能です。最低限の追跡可能性、再現可能性を担保するために ELN に載せるデータ、載せないデータの洗い出しを行う必要があると思います。

　さらに、これは「研究者」の定義とも関連することですが、共同研究における研究データの帰属と管理についても事前の検討が必要です。通常の共同研究であれば、主管機関がどこなのかを踏まえて研究計画書の中にデータの帰属やアクセス権の範疇が記載されますので、それを参照してアクセス権限などを設定することになります。では研究者がクロスアポイントで複数の機関に所属している場合はどうでしょうか。一人の研究者が複数の立場を持っています。今、どの立場で研究を遂行しているのか、ということは本人もあまり意識していないかもしれません。その場合は、「機会」で制御するということも検討します。例えば、学内の有線 LAN からでないとアクセスできないようにする、などの手当てです。使い勝手はやや落ちますが、少なくとも学内にいる間でないとその ELN にはアクセスできないようにしておけば、どの立場で実験を行っていたのかということが、ある程度明らかになります。

4-3-4　ELN の要件と選定

　4 章 4-2-4 の 4)(p.69)をご参照ください。

4-4 運用中の注意点

　電子ラボノート（ELN）運用中の注意点について、箇条書きでお示しします。自身の機関 /
大学の実情に合わせて検討してみてください。

（1）研究機関の立場から
　1）データ管理基盤（ELN）の維持とライセンス管理
　2）関連する手順書の公的ガイドライン等との整合性確認とアップデート

（2）研究支援者の立場から
　1）利用者のアカウント管理
　2）利用状況の確認
　　　学部単位、学科単位、ラボ単位
　3）研究者教育
　4）共通実験施設管理
　　　施設手順書の各種ガイドラインとの整合性確認とアップデート
　　　共通機器内に蓄積されるデータの管理と保存

（3）ラボの主催者の立場から
　1）ラボ内での利用状況把握
　2）個人のラボノートの構築状況の把握
　　　ラボでの統一項目と各自の工夫
　3）ラボ全体の研究計画
　4）実験データとメタデータの確認
　　　ラボで「ELN 上で管理する」と指定しているデータ / メタデータ
　　　ELN の外で管理すると指定しているデータ / メタデータ
　5）データ加工、解析のプロセスの確認

　　6）リサーチミーティングの記録の保管

　　7）プロジェクト完了時のデータ固定

　　8）ラボ内 ELN 手順書のアップデート

　　9）外部からの問い合わせへの対応事例集積

（4）研究者個人の立場から

　　1）ラボノートの構造構築、改訂

　　2）実験データとメタデータの記録

　　　　ELN 内での管理と外での管理

　　3）データ加工、解析のプロセスの記録

　　4）論文作成のプロセスの記録

4-5 スタッフの異動、研究室のクロージングに際して

　スタッフの異動や研究室のクロージングの時に問題となるのが、在籍中に生成したデータの所属と管理責任、および電子ラボノート（ELN）の取り扱いです。データの所属と管理責任は ELN の利用手順書ではなく、機関／大学の研究データポリシー下に整備される標準業務手順書のレベルで管理すべきものになりますので、ELN 実装前に確認をするようにしてください。なお、機関／大学としてデータの所属を主張するのであれば、後々研究への問い合わせがあった際に、研究者のみならず機関／大学にも対応の義務が生じるということに注意する必要があります。

　ELN については、機関／大学外への持ち出しを禁止しているところが大半だと思います。ただし、研究者の研究継続のために一定の条件の下、ELN の内容のコピー（PDF 等の形式で）の持ち出しは許容している機関／大学が多い印象です。別途、外部サーバやクラウド等で管理している大規模データ等については、その利用について異動前に取り決めを結んでおく必要があります。特に個人情報や知的財産に関するデータは、その取り扱いを関係各所と事前に検討してください。

コラム 8 退職した研究者への疑義に研究機関は対応しなくてはならない

　多くの研究機関では、その機関で実施された研究のデータの帰属を当該機関であると規定しているところが多いと思います。例えば研究室が教員の退官に伴ってクローズした場合であっても機関の手順書に従ってそのデータは保存・管理されます。保管期間については関連する指針等[注1,2)]を参照し、情報等については当該論文等の発表後（もしくは研究終了報告後）より10年、試料については同5年を最小の保管期間としている研究機関が多い印象です。ただし、デジタルデータ環境の進化、クラウドの価格破壊、知財管理の必要性等を鑑みれば、少なくともデジタル情報については保管期間を過ぎたとしても破棄するということは無いでしょう（試料については、保管の費用の観点からある一定期間を過ぎれば廃棄を検討せざるを得ないという状況だと思われます）。

　さて、このような状況では、退職した研究者の研究についての問い合わせ（ここでは論文の図表やデータに対する疑義を想定しています）にもその研究機関は対応しなくてはなりません。そのためには、ただ単に「研究データが残っている」というだけでは意味がありません。どこにどのようなデータが残っているのかを後日検索できるような形で管理されて残っている必要があります。事例を2つご紹介します。いずれも関西地域の大学で発生した事例です。大学の調査報告書から引用、転載していますが、出典はここでは省略します。ただ、研究公正を専門とする筆者の立場からは、これらの大学はこのような事例に対して極めて誠実に対応しており、「ガバナンスがしっかりとしている大学」という好印象を抱いています。

事例1

　2019年にA大学（専門領域は法学）を定年退職している教員が2014年に発表した論文に対して、2022年に不正の疑いということでA大学にメールが寄せられた。この論文が、A大學法學會雑誌に掲載されたものであったことから、大学から同会に対して調査を依頼し、「盗用」が確認された。

事例2

　2014年から国立C病センター研究所循環動態機能部に勤務、2018年よりD大学医歯薬領域の教授をしている教員が、2019年に発表した論文に対し、2020年9月に日本学術振興会より指摘がなされた。論文の元となった実験は国立C病センター研究所勤務時代に行われたものであったので、D大学と国立C病センター研究所の両方で調査が行われた。

　実験で使ったとされるマウスやラットの数に比べ、実際に使用し記録として残っていたマウスやラットの数がはるかに少ないことが指摘された。被告発者の教員は「1匹のマウスで8匹分の実験をした」と説明したが、それでも実験動物の数は大幅に不足しており「被告発者が実験に使用できたと考えられる動物数で論文に記載されたすべての実験を行うことは、動物数が大幅に不足していることから不可能である」と判断され、故意の捏造があったと認定された。

事例1は法学領域の事例です。論文がA大學法學会雑誌に保存されていたことから、この教員による当該雑誌への投稿論文がすべて調査対象となり、2件の論文で盗用が認定された事例です。

　『A大學法學会雑誌』に掲載された論文はおそらくその大学の機関リポジトリ（論文の公開基盤）にも登録されています。機関リポジトリには主として当該機関の研究者の発表した論文が保管、管理されています。これはある意味、論文の自浄作用と言ってもよいかもしれません。研究結果のまとめとしての論文が機関リポジトリに掲載されアクセス可能となっていることで、疑義の検証が可能となっています。

　事例2は、医歯薬領域の事例です。実験動物の購入履歴等が管理されていることで、論文に掲載されている動物数との乖離を示すことができました。被告発者は「マウスには乳腺がたくさんあるので、1匹のマウスで8匹分の実験を行うことが可能であった」と主張したようですが、このような主張をすること自体、科学的研究方法が分かっていないのではという疑念につながりかねないことに本人は気づかなかったのでしょうか。言うまでもなく、8匹の別々のマウスから得られる8個のデータと、1匹のマウスの別々の乳腺から得られる8個のデータは、意味が全く異なります。前者は背景が異なる8個のデータ、後者は背景が揃っている8個のデータです。もちろん、後者のようなデータのとり方をすることもあります。同一個体内のクロスオーバーデザインなどがよい適用例です。しかし、その場合は論文にも「同一個体の異なる乳腺にそれぞれ処置を行い、それを踏まえて解析ではこれこれの工夫を行った」というように記載するのが普通です。この例は実験動物取り扱いについての適切なメタデータがあれば、もしかしたら被告発者は自身の公正性を主張できたかもしれません。

　この事例からメタデータの重要性（実験動物の購入履歴管理と実験モデルの手順）がよく理解できると思います。

　上記2つの事例では、対象となる研究者がすでに当該研究機関に所属していない段階（事例1）、あるいは次の職場に異動した後（事例2）で対応を求められています。データの帰属を機関が主張するということは、裏を返せばこのようにすでに在籍していない研究者の不正疑惑にも対応しなくてはならないということです。研究環境のデジタル化は、そのような対応を強力に後押ししてくれますが、そのためには研究機関は研究データの保管・管理のスキームをしっかりと構築しておく必要がある、ということを理解いただけたのではないでしょうか。

注1：　『人を対象とする生命科学・医学系研究に関する倫理指針』では試料・情報の保管期間について以下のように記載されています。

　　　「研究機関の長は、当該研究機関の情報等について、可能な限り長期間保管されるよう努めなければならず、侵襲（軽微な侵襲を除く）を伴う研究であって介入を行うものを実

注1（つづき）

　施する場合には、少なくとも、当該研究の終了について報告された日から5年を経過した日又は当該研究の結果の最終の公表について報告された日から3年を経過した日のいずれか遅い日までの期間、適切に保管されるよう必要な監督を行わなければならない。また、匿名化された情報について、当該研究機関が対応表を保有する場合には、対応表の保管についても同様とする。また、試料・情報の提供に関する記録について、試料・情報を提供する場合は提供を行った日から3年を経過した日までの期間、試料・情報の提供を受ける場合は当該研究の終了について報告された日から5年を経過した日までの期間、適切に保管されるよう必要な監督を行わなければならない。」[第13(5)]

注2：　『科学研究における健全性の向上について』（2015年　日本学術会議）では試料・情報の保管期間について以下のように記載されています。

　ウ 資料（文書、数値データ、画像など）の保存期間は、原則として、当該論文等の発表後10年間とする。電子化データについては、メタデータの整理・管理と適切なバックアップの作成により再利用可能な形で保存する。なお、紙媒体の資料等についても少なくとも10年の保存が望ましいが、保管スペースの制約など止むを得ない事情がある場合には、合理的な範囲で廃棄することも可能とする。

　エ 試料（実験試料、標本）や装置など「もの」については、当該論文等の発表後5年間保存することを原則とする。ただし、保存・保管が本質的に困難なもの（例：不安定物質、実験自体で消費されてしまう試料）や、保存に多大なコストがかかるもの（例：生物系試料）についてはこの限りではない。[2(2)⑤]

第5章 付録 電子ラボノート実装のためのチェックリスト

研究機関および研究支援組織での検討事項

導入時

検討委員会とワーキンググループの設置

ポリシーの準備

研究データポリシー

研究データ取り扱いに関する標準業務手順書

実験ノート取り扱いに関する業務手順書

その他必要に応じて

学外の関連するガイドライン、指針等の確認

大学における研究データポリシー策定のためのガイドライン　大学ICT推進協議会

研究活動における不正行為への対応等に関するガイドライン　文部科学省

研究機関における公的研究費の管理・監査のガイドライン　文部科学省

人を対象とする生命科学・医学系研究に関する倫理指針

臨床研究法

医薬品、医療機器等の品質、有効性及び安全性の確保等に関する法律

改正個人情報保護法

その他必要に応じて

ステークホルダーの確認

大学執行部

理事長

学長 / 研究担当副学長

大学院長 / 研究担当副大学院長

学部長

図書館長

その他

全学の組織

研究推進部門（URA）

知的財産部門

産学連携部門

その他

事務部門

教育 / 学生支援部門

法務部門

人事部門

財務部門

大学図書館

情報基盤センター

（つづき）

　研究者

　院生 / 学生

研究者の範疇の規定（ポリシーに記載すべきことだがあえてチェックリストとして強調）

　「研究者」の範疇の確認（アカウント配布の範疇）

　　当該研究機関に主たる籍を置く研究者

　　クロスアポイントで当該研究機関以外にも籍を置く研究者

　　非常勤職員

　　外部の共同研究者

　　学部学生 / 院生

　　その他

研究データの帰属の確認（ポリシーに記載すべきことだがあえてチェックリストとして強調）

当該研究機関で電子ラボノートを用いる研究の範囲（全学での使用か一部の学部での使用か）

研究データ管理レベルの設定

　研究データ管理基盤の整備のみ（希望者のみにアカウント配布）

　整備した研究データ管理基盤の提供（研究者全員にアカウント配布）

　研究データ管理基盤の利用促進

　研究データ管理基盤の利用管理

他のデータ関連基盤との連携をどの程度進めるかの検討

　認証連携

　研究データ管理基盤（電子ラボノートを含む）

　研究データ公開基盤（成果論文、研究データ）

　データ検索基盤

電子ラボノートの要件策定

電子ラボノートの選定手順と費用の設定

教育コンテンツ作成

導入後

学内の各種ポリシーの改訂（必要に応じて）

学外の関連するガイドライン、指針等の改訂の有無

共通実験施設管理

教育コンテンツの更新

各ラボにおける検討事項

導入前

学内のポリシー／手順書の確認

研究データポリシー

研究データ取り扱いに関する標準業務手順書

実験ノート取り扱いに関する業務手順書

動物実験施設手順書

その他必要に応じて

関連部署との連携

学部 / 学科 / 研究科等

研究支援センター

知財担当部署

研究公正担当部署

その他

購入窓口の確認

大学生協

代理店

個人

契約

事前確認（現状の研究環境の把握）

ラボの体制の把握

スタッフ構成

PI

サブリーダー

大学院生

実験助手

物品購入担当

その他

ラボの全体方針

年間計画、実験テーマ毎の計画

指導体制

研究テーマ設定

実験手法

実験記録のつけ方

各種手順書の有無

ラボミーティング

主催者（教授、PI、サブリーダー等）

開催頻度

データチェックの方法（オリジナルデータの確認、2次資料のみ）

（つづき）

研究の進め方

研究領域

現在の実験ノート

　　紙の実験ノート（指定の有無）

　　電子ラボノート

発生するデータの種類

現状のデータ管理

　　紙の実験ノート

　　電子ラボノート

　　個人の PC

　　ラボの共用 PC

　　外部サーバ

　　測定機器内のメモリ

　　その他

記録の対象

記録の責任者

記録の対象（データ）

　　オリジナルの実験データ

　　記録対象のメタデータ

　　データの採否基準、採択されなかったデータの取り扱い

　　２次加工データ

　　解析計画書、解析プログラム

　　論文用に採択された解析結果とそれに用いたオリジナルデータの追跡

記録の対象（管理）

　　ラボノートの管理方法

　　ラボノートチェックの実施方法

　　論文に用いた図表とオリジナルデータ

希望する環境

　契約形態（個人単位、ラボ単位、機関単位）

　端末（PC / タブレット）

　外部ストレージとの連携

ラボにおける手順書作成

（つづき）

導入後
ラボ内での電子ラボノートの利用状況把握
個人の電子ラボノートの構築状況の把握
データ加工、解析のプロセスの確認
ラボ全体の研究計画の管理
リサーチミーティングの記録の保管
プロジェクト完了時のデータ固定
ラボ内 ELN 手順書のアップデート
外部からの研究に対する問い合わせへの対応事例集積

おわりに

研究不正が収まらない！

　この数年、研究不正事案が新聞を賑わせています。アカデミアにおける基礎研究や臨床研究の不正事案だけでなく、産業界におけるデータ不正も多く報道されています。筆者は臨床研究支援、特にデータ管理を専門としています。これらの不正事案を見ていて常に抱く感想は、（不正を事前に防止できなかったことはいったん脇に置いて）そのような事案が発生した際に、その検証になぜ多大な時間がかかるのか、なぜすぐに報告書が出ないのか、ということです。

　臨床研究に対する疑義であれば、監査証跡が取られているという条件の下に疑義事項につながる経過を辿ることができます。ただし、2000 年代初頭に臨床試験でありながら監査証跡がほとんどない！という研究不正事例が多発したことは記憶に新しいと思います。アカデミアで実施する臨床試験に企業治験ほどの監査証跡が無かったとしても、最低限プロトコル、データ定義書、固定データ、解析用データ、解析プログラム等の記録が残っていれば、疑義について、いつ、誰が、どのような操作を行ったことにより発生したのかを追跡することはある程度可能だったはずです。残念なことに、これら不正を指摘された臨床試験では、多くの試験でほとんど何の記録も残っていませんでした。

　監査証跡というコトバに馴染みのない基礎研究の不正事案であっても、いつ誰がどのような実験を行い、どういうデータが得られ、それをどのように加工して論文にまとめたのか、という経過を辿り、その原因を特定することにいかなる困難性があるのか常々疑問に感じていました。それでも、例えば論文に用いた画像データに対する疑義などは、今でも頻回に目にします。どの元画像を用いたのか、それをどのように加工したのか、そもそも元の画像はたくさんの候補画像の中からどのような基準で選定したのか、それらの過程の記録を残すことにどれほどの困難性があるのでしょうか。

　「はじめに」でも述べましたが、ほとんどの研究者は「研究不正をしてやろう」などとは考えていないはずです。特に、FFP と称される特定不正行為（捏造、改ざん、盗用）を意図的に行おうという研究者はいないと筆者は信じています。もしいるとすれば、その方は「研究者」ではないでしょう。研究という場を用いて、別の目的を達成したい人です。また、現在ほど研究倫理教育が充実している状況であれば、「その行為が FFP に該当するとは知らなかった」では済まされません。研究不正の多くは、うっかりミスや善意に基づく行動、（あってはならないことですが）その行為をしてはならないということを知らなかったといったような類のものではないかと筆者は考えています。

それらの行為を総称してQRPと言いますが、QRPが発生した時に、それに対して適切に対応するためには、どうしたらよいでしょうか。そのQRPが故意のFFPではないということを主張するためには、その事象の経過や原因を探る必要がありますが、それが思いのほか困難なのです。では、QRPの経過や原因を辿ることの困難性はどこにあるのでしょうか。それは端的には最低限の取り組みとして「データの追跡可能性を担保する」という考え方が身についていないことに起因します。研究のプロセスを追跡できること、再現できること、そして追跡と再現を可能にするためのプロセス管理が必要だということを、本書を通してご理解いただけたでしょうか。

研究倫理と研究公正の区別と連関

　学問の世界ではコトバの定義は必須です。学問用語というのは、その多くが日常用語の流用なのですが、その観点からみると、倫理と公正はなかなかに手ごわい用語です。本書ではそれらを思い切り単純化して定義しました。曰く、「倫理は行動の規範であり、公正は状態の保証である。」前者は規範のコンプライアンス、後者は定めた基準を満たすガバナンスと言ってもよいでしょう。あるいは、『クレッシーのトライアングル理論』において、「動機」と「正当化」に介入するのが倫理、「機会」に介入するのが公正と捉えてもよいでしょう。だからこそ、RCRを実現するためには、倫理と公正の両方の柱が必要なのだと言えます。

　本書を通して、研究の公正性、研究の品質保証、ということに研究者の方々が注意を払っていただけるようになれば筆者には望外の喜びです。

2023年 冬

国際医療福祉大学
飯室　聡

索引 ···

著者略歴

飯室　聡（いいむろ　さとし）　国際医療福祉大学未来研究支援センター 副センター長 / 教授
同大学大学院医学研究科公衆衛生学専攻 教授および研究倫理支援室 室長を兼任

・東京大学医学部保健学科および医学科卒業
・同大学大学院医学系研究科内科学専攻修了［博士（医学）取得］
・その後、東京大学医学部附属病院、大宮赤十字病院、北里大学病院循環器内科、東京大学医学部附属病院循環器内科
にて臨床医として勤務

2006 年〜　東京大学大学院医学系研究科生物統計学 特任助教
2012 年〜　東京大学医学部附属病院 臨床研究支援センター中央管理ユニット 助教
2014 年〜　東京女子医科大学 先端生命医科学研究所 准教授
2015 年〜　帝京大学 臨床研究センター 教授
2019 年〜　現職

「責任ある研究活動」を実現するための研究データ管理の考え方
付 電子ラボノート実装ガイドライン

2024 年 3 月 25 日　初版発行

著　者　飯室　聡
発行者　多賀友次
定　価　（本体 3,000 円＋税）
発行所　株式会社 **リーダムハウス**

〒 507-0063　岐阜県多治見市松坂町 1-110
TEL 0572-27-3059　FAX 0572-27-3288　www.readam.co.jp

© Satoshi Iimuro 2024 Printed in Japan

印刷・製本　株式会社 シナノ

ISBN978-4-906844-24-1 C3047　　　　　　　乱丁・落丁の場合はおとりかえします。